卡莱-热尔曼

盆底运动解剖书

女性盆底的解剖学认知与运动康复

〔法〕布朗蒂娜·卡莱-热尔曼◎著　刘 菁◎译　范 瑾◎审

LE PÉRINÉE
FÉMININ ET
L'ACCOUCHEMENT

U0217205

北京科学技术出版社

重要提示：

本书不可替代医疗咨询。如果您想获得医学建议，请向有资质的医生咨询。因本书相关内容造成的直接或间接的不良影响，出版社和作者概不负责。

著作权合同登记号　图字：01-2019-3859

图书在版编目（CIP）数据

盆底运动解剖书 /（法）布朗蒂娜·卡莱－热尔曼著；刘菁译. — 北京：
北京科学技术出版社，2020.10（2024.5重印）
ISBN 978-7-5714-0829-9

Ⅰ．①盆… Ⅱ．①布… ②刘… Ⅲ．①女性—骨盆底—功能性疾病—康复训练
Ⅳ．① R711.509

中国版本图书馆 CIP 数据核字 (2020) 第 036858 号

策划编辑：孔　倩	电　　话：0086-10-66135495（总编室）
责任编辑：刘瑞敏	0086-10-66113227（发行部）
责任校对：贾　荣	网　　址：www.bkydw.cn
图文制作：天露霖文化	印　　刷：天津联城印刷有限公司
责任印制：李　茗	开　　本：710mm×1000mm　1/16
出 版 人：曾庆宇	字　　数：170千字
出版发行：北京科学技术出版社	印　　张：9.75
社　　址：北京西直门南大街16号	版　　次：2020年10月第1版
邮政编码：100035	印　　次：2024年5月第5次印刷
ISBN 978-7-5714-0829-9	

定价：98.00元

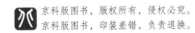

京科版图书，版权所有，侵权必究。
京科版图书，印装差错，负责退换。

我曾经忽视了……

那些鲜花，

那些小心翼翼保留下来的、

隐蔽的柳树们，

那清凉的、

一直渴求水分的水井，

这口井总是为雨水欢呼不已，

川流不息的河水汇聚于此，

生命也在此诞生……

贝尔纳·阿依昂

选自歌曲《我的家乡》

中文版序

这是卡莱 - 热尔曼第四本译著在中国出版,我们可以想象得到她的书籍是多么地受欢迎。

我从事临床肌动学教学十余年,深知一本专业指导运动康复的书籍,如果既能让专业人士爱不释手,又能够让大众看得明白,这是一件多么难以做到的事情,但卡莱 - 热尔曼做到了。

无论是她的运动解剖书的技能解析、技能训练,还是她的瑜伽运动解剖书,都透露着一种专业之下的简洁和干练。

这一本盆底运动解剖书更是在简洁和干练之外,给予了很多女性恢复自己盆底功能的极大信心。

由于衰老、分娩、手术、疾病或其他原因可能会导致盆底肌受损,而盆底康复正是一种可以改善盆底肌肌肉力量和功能的方法。

从事产后康复教学时,我常常思考"盆底迷失"的问题,这不仅与女性的健康有关,而且还关系到女性的社会交往。所以这不仅是一本能够让女性盆底得到重生的训练技能书,更是一本能够让女性建立自信的宝藏书。

当你看完这本书时,你会感觉到作者就在你能够看到、听到的地方,以你能理解的方式呈现给你一个人人都可以做的盆底训练方法。

我不仅希望那些盆底需要康复的女性学习这本书,也希望所有的女性和男性都要学习这本书。学会关爱自己,因为只有在我们健康的时候才可以站在自己喜爱的世界里闪闪发光!

李哲

广东医科大学功能康复及护理中心负责人

中国产后康复专业委员会产后功能运动与体态学组主委

ACSM-CASM 项目组孕产项目特聘专家

法文第三版序

几个月前，我的一个病人对我说，自从分娩后，她就不再是一个女人了。这是怎么一回事？会阴撕裂以及尿失禁——当她说出这些时我明白她的话是有道理的。她的两次手术治疗都没有起效，反而给身体平添了两道伤疤，白白增加了一些痛苦的经历。

我相信，在妇科诊所中许多病人的健康问题，都是因为分娩前未做好充分准备，以及妊娠期间缺乏对盆底的锻炼引起的。

我认为全科医生、妇科医生、助产士、物理治疗师等医疗卫生从业人员以及包含女性在内的所有人都应该给予盆底足够的重视。认为"会阴切开术以及良好的缝合修复手术就足以保护盆底组织"，这是不够重视盆底的表现。我们所有人都应该对盆底中的肌肉、韧带、骨骼以及它们的功能有个更加全面的认识。

我们医护人员应该深化、加强我们的工作，以帮助女性加深对自身盆底的了解。只有这样才能预防会阴撕裂、损伤，防止出现术后并发症以及后遗症。

布朗蒂娜·卡莱－热尔曼对解剖学了如指掌，无论是对器官的形态还是器官的功能她都了然于心。她不仅拥有解剖学以及运动学方面丰富的知识，还具有在众多教育机构的教学经验。她如今出版的这本书具有宝贵的价值，书中为我们展示了关于骨盆以及女性盆底的详细且严谨的研究结果。

这本书的独特之处在于，它对每一位女性都具有真正的教育意义。它通过细致的介绍以及循序渐进的感觉识别练习让女性更加清楚地了解自己的盆底。我认为，对所有人来说阅读这本书都是愉悦且充实的，这本书使我们能够更好地认识女性身体的这一部分。

胡安·梅伦德斯－卢西奥　教授

圣卡塔琳娜医院妇产科主任

于西班牙赫罗纳

前　言

本书专门为不同年龄阶段的女性准备，其中部分内容会特别关注妊娠期或分娩时的女性，这部分女性应更加关注她们的盆底。本书建议女性应加大对盆底的探索，通常女性对这一部位了解甚少，也正因如此，她们对待盆底的方式也是不恰当的。

只要我们具备一点相关知识且多加关注，那么就可以很好地养护盆底。分娩前、分娩时以及之后，尤其在绝经期，身体变化甚至会改变盆底的形状和功能。在身体发生变化前及变化过程中，我们最好能提前做好准备。

本书涵盖三部分内容：

基础认知部分（第 1 ~ 84 页）：这部分主要介绍盆底的解剖学基础、盆底的功能及其在分娩时的反应；

实用练习部分（第 85 ~ 136 页）：这部分将介绍感觉识别练习、柔韧练习、强化练习以及协调练习等不同类型的练习；

指导部分（第 137 ~ 148 页）：这部分将介绍盆底在生命不同阶段时的状况。

本书的语言风格经过了调整，既方便大众理解，又精准地表达了医学知识，在词汇的选择上尽量使用日常用语。

本书同样适用于医生、物理治疗师、助产士以及其他专业助产人员。对于这部分群体来说，本书不仅仅能为他们提供信息，更是一种能够帮助他们介绍、分享知识的工具。书中对以往分娩教学经验的总结等内容同样可能引起他们的兴趣。

与目前针对泌尿系统、妇产科、肛门直肠病的疾病研究相比，本书呈现的是关于身体意识方面的教学，其内容基于解剖学基础知识，可被一般大众所理解。盆底的活动融入整个躯干的运转之中，因而书中关于健康生活方式的建议，会大大改善盆底的状态及其功能。

同时需要明确一点：本书所有练习都是在人体处于健康状态的前提下展开的。大部分练习（除了特别指出的练习之外）都是没有任何风险的。然而，如果人体患有不同程度的疾病导致身体意识无法真正觉醒，可能无法进行有效练习；或者说，练习后也无法达到预期效果。这种情形不再属于本书可指导的范围，而属于医学治疗的范畴。

读完这本书需要几个小时。可以花费两三个月的时间来进行练习，每天大约练习 15 分钟。练习的效果是无价的，特别是当身体还没有任何病理表现时。

目　录

基础认知部分

基础认知部分

我们把位于躯干最底端、构成骨盆底部的身体部分称为盆底。

这一部位同时汇聚了皮肤、内脏、肌肉、韧带、筋膜、神经、血管等。"会阴"这个词在不同情况下以及不同的书本中，可能仅指肛门和外生殖器之间的软组织；也可能指盆膈以下封闭骨盆下口的全部软组织。

因而，本书中：

◆ 在谈论躯干整体的内容中以及一些练习中，用盆底指代骨盆底部这一个整体；

◆ 在主要谈论骨盆的内容中，会阴指代位于盆膈以下封闭骨盆下口的全部软组织。

女性这一部位有 3 个开口：尿道口、阴道口、肛门。因此可知，盆底具有通道的功能。

除此之外，盆底通过躯干底端对躯干整体起到部分支撑的作用。

盆底的这两种功能差别很大，因此需要其具备两种不同的特质：

◆ 间歇性地协调感觉和驱动的能力以便发挥通道的功能，以极大的灵活性来保证通道功能的自由发挥；

◆ 除以上时刻之外的大部分时间内需要极大的力量来确保对躯干稳固的支撑。

女性的盆底与男性的盆底存在一定程度上的差异，因为这一部位是女性和男性的生殖器官所在之处；然而，男女性盆底的某些结构，尤其是肌肉，是很相似的。

盆底的骨架

盆底为躯干最底端的部位，它附着在一个骨骼框架上来保证其一定程度上的稳定性，这个骨骼框架就是骨盆。更准确地来说是骨盆的底部，称为小骨盆。

这一骨架足够稳定，几乎完全包裹着盆底的内脏。这一点与盆底的内脏及肌肉的高度活动性形成鲜明对比。

不过，与周围骨骼不同，这一结构可以小幅度地活动。活动过程中，骨盆会发生轻微形变。掌握这些知识点（骨盆形状、轻微的形变）的对了解盆底的形态及其功能是很重要的，对分娩的过程来说尤其重要。

这也是为什么本书的开头部分会反复谈论骨盆形状和分娩之间的关系。

骨盆

骨盆是盆底的骨骼性支撑。

它由 4 块骨骼构成：2 块髋骨，左右各 1 块；1 块骶骨以及 1 块尾骨，皆位于后部。

这些骨骼的分布使其呈现一个骨质圆环的形状：骨盆也被称为骨盆带。这一圆环的形状犹如精心雕刻而成。

－骨盆内表面：底部由盆底补充而成，内脏位于骨盆中；

－骨盆外表面：与髋关节相连。

本书主要研究的是骨盆内表面。

准确了解自己骨盆的形状

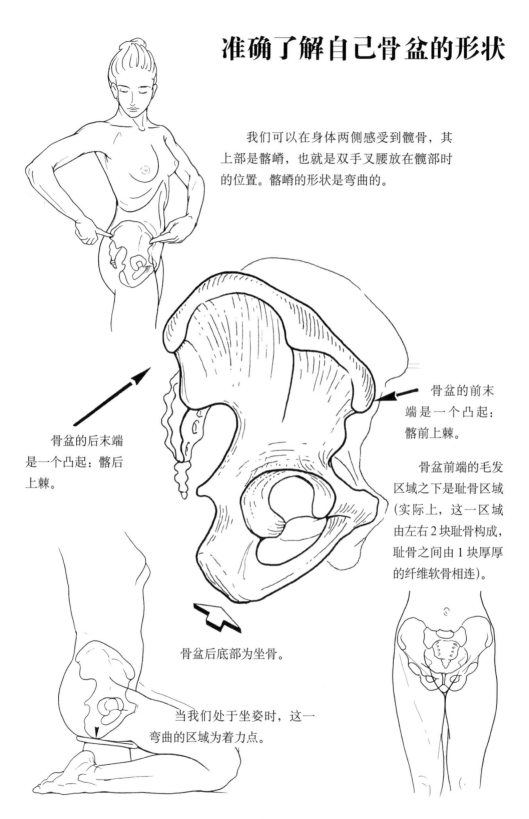

我们可以在身体两侧感受到髋骨，其上部是髂嵴，也就是双手叉腰放在髋部时的位置。髂嵴的形状是弯曲的。

骨盆的前末端是一个凸起：髂前上棘。

骨盆前端的毛发区域之下是耻骨区域（实际上，这一区域由左右2块耻骨构成，耻骨之间由1块厚厚的纤维软骨相连）。

骨盆的后末端是一个凸起：髂后上棘。

骨盆后底部为坐骨。

当我们处于坐姿时，这一弯曲的区域为着力点。

4

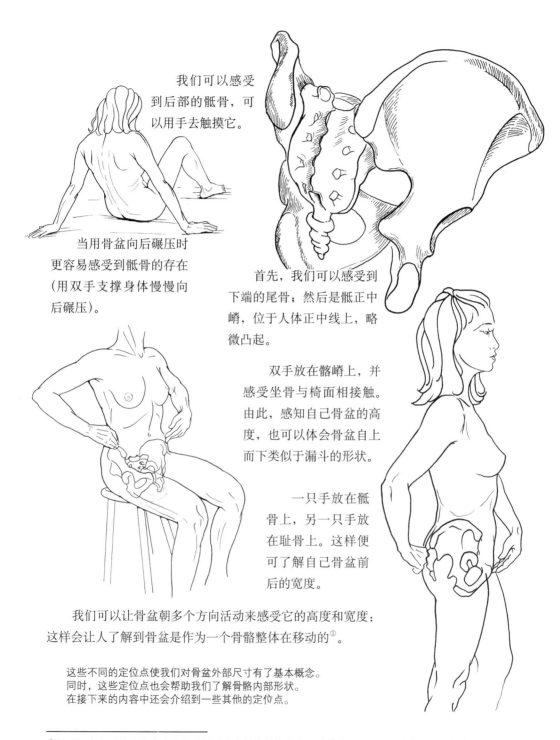

我们可以感受
到后部的骶骨，可
以用手去触摸它。

当用骨盆向后碾压时
更容易感受到骶骨的存在
（用双手支撑身体慢慢向
后碾压）。

首先，我们可以感受到
下端的尾骨；然后是骶正中
嵴，位于人体正中线上，略
微凸起。

双手放在髂嵴上，并
感受坐骨与椅面相接触。
由此，感知自己骨盆的高
度，也可以体会骨盆自上
而下类似于漏斗的形状。

一只手放在骶
骨上，另一只手放
在耻骨上。这样便
可了解自己骨盆前
后的宽度。

我们可以让骨盆朝多个方向活动来感受它的高度和宽度：
这样会让人了解到骨盆是作为一个骨骼整体在移动的①。

这些不同的定位点使我们对骨盆外部尺寸有了基本概念。
同时，这些定位点也会帮助我们了解骨骼内部形状。
在接下来的内容中还会介绍到一些其他的定位点。

①然而，在之后的内容中我们将了解到这个骨骼整体中的三种骨头之间也可能存在一些小幅度的活动。

骨盆的骨骼之间相互连接

在后面，骶骨通过骶髂关节与两侧髂骨相连。

髂骨上有与之对应的髂关节面，同样也是呈倒置的"L"形，但其表面凸出。

骶骨上部两侧的表面凹陷，呈倒置的"L"形，这是骶骨的耳状面。

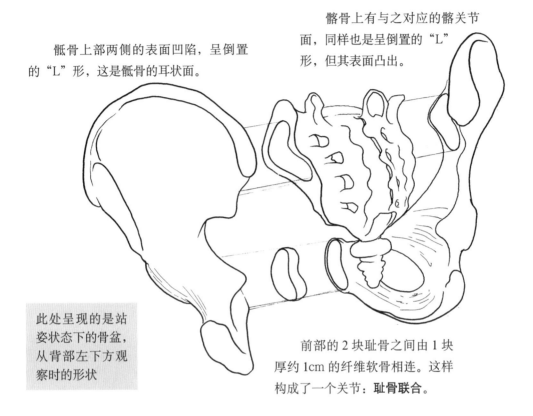

此处呈现的是站姿状态下的骨盆，从背部左下方观察时的形状

前部的 2 块耻骨之间由 1 块厚约 1cm 的纤维软骨相连。这样构成了一个关节：**耻骨联合**。

由于关节表面的形状以及众多韧带的存在，正常状态下这些关节几乎是不活动的（本书中将不对此做详细介绍[①]）。

尽管如此，这些关节可以让骨盆的骨骼之间进行小幅度的运动。这部分内容可见第 18 ～ 19 页。

在妊娠期间（偶见于月经期间），激素（荷尔蒙）的变化让耻骨更易活动且两骨之间间距增大，从而可以加大骨盆的直径。

分娩这一天，这种活动变得更加重要且将有利于胎儿的娩出。（我们可以在分娩的最后时刻用一根手指触碰耻骨来感受这一现象。）

我们可以通过一些练习（第 88 ～ 93 页）来为分娩当天骨盆的剧烈活动做准备。注意：并不是骨盆练习本身会为分娩做好准备，而是引起骨盆内部骨骼之间运动的练习才会为分娩做好准备。

[①]详细介绍见作者的《运动解剖书》，第 47 ～ 53 页。

骨盆口

骨盆内部包括数个界线清晰的区域，如下所示。

这些区域在任何骨盆中都是可以被辨别出的，每一位女性的骨盆可能稍有不同（由于骨盆内骨骼比例不同，这些区域的大小、形状会稍有变化）。

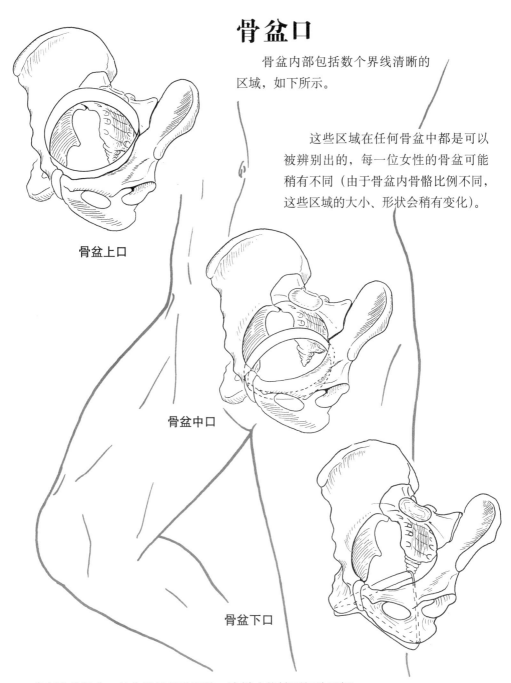

骨盆上口

骨盆中口

骨盆下口

确定这些骨盆口的位置是很重要的，这样才能够更好地了解：

◆ 盆底浅层肌和深层肌的附着点；

◆ 骨盆中内脏的形状及其分布。

此外，骨盆口的大小以及方向对分娩过程来说都是非常重要的。

因此我们将在接下来的内容中对它们进行详细的介绍。

骨盆上口

髋骨深层内侧表面上有一条倾斜的、弯曲的、易识别的分界线：**弓状线**。

在骶骨的前面，其上部边缘同样构成了一条分界线，称为**骶岬**。

通过骶翼向两侧延伸。

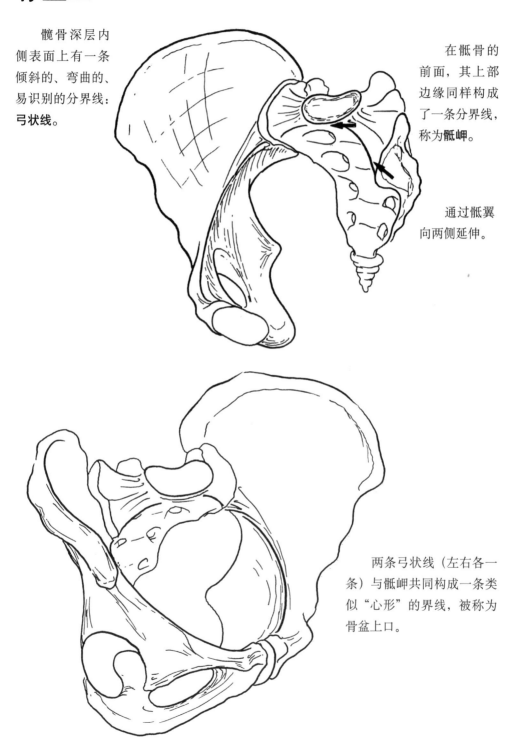

两条弓状线（左右各一条）与骶岬共同构成一条类似"心形"的界线，被称为骨盆上口。

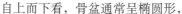

自上而下看，骨盆通常呈椭圆形，
后端呈不规则曲线状。

前端呈规
则曲线状。

骨盆左右的宽度
要大于前后的宽度。

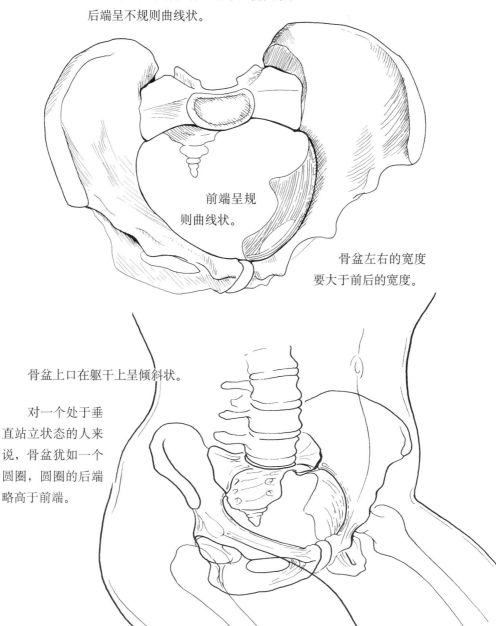

骨盆上口在躯干上呈倾斜状。

对一个处于垂直站立状态的人来说，骨盆犹如一个圆圈，圆圈的后端略高于前端。

分娩时，胎儿在母亲身体中首先要经过的骨质通道就是骨盆上口。因而人们会说胎儿"进入"了骨盆。胎儿进入后，其头部的活动便会受到限制，因为其进入了一个更加狭窄的空间：小骨盆（第 11 页）。胎儿在进入小骨盆后可进行转动（第 16 页）。

骨盆上口的尺寸决定了胎儿是否能通过。

在骨盆测量法中测量的就是骨盆上口的尺寸。

骨盆上口处可测量出多种不同的直径，主要有以下几种：

－从前向后测量，得知骶骨前端到耻骨后端的距离，即入口前后径；

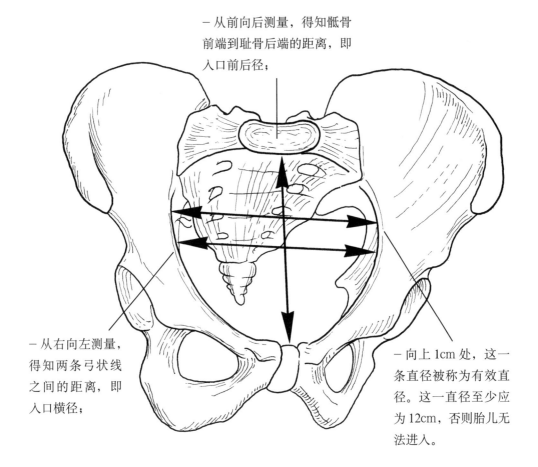

－从右向左测量，得知两条弓状线之间的距离，即入口横径；

－向上 1cm 处，这一条直径被称为有效直径。这一直径至少应为 12cm，否则胎儿无法进入。

骨盆上口的尺寸越大，胎儿就越容易通过。

如果这一尺寸较小，母亲骨盆内的关节会被强制分离，但同样可能阻碍胎先露。

骨盆的尺寸可能在妊娠期的最后 1 个月发生变化，也可能是在分娩当天才发生变化，当然也可能因为尺寸问题最终需要剖宫产手术。

骨盆上口的尺寸不一定和骨盆的形态有联系：有些骨盆的髂骨翼很大（这让骨盆看起来"很大"），而其骨盆上口却很小；相反的情况同样存在。

同样，骨盆上口的尺寸也不一定和身体外形大小有关：例如，不应该错误地认为女性的髋部"较大"，那么她骨盆的尺寸就一定有利于分娩；相反，也不应认为女性骨盆的尺寸有利于分娩，那么她的髋部就一定"较大"。

小骨盆

骨盆上口为骨盆内两个部分划定了界线：

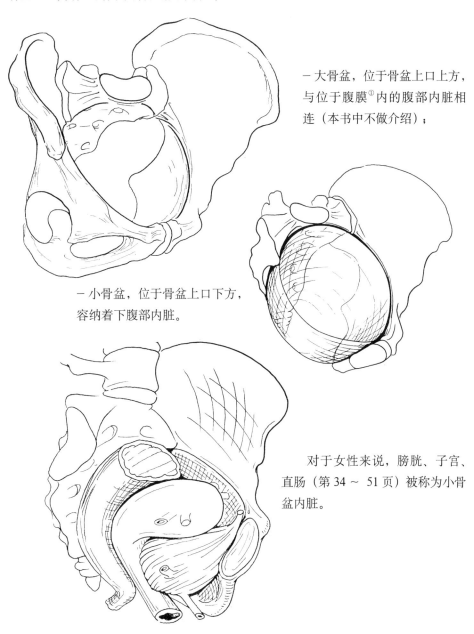

－大骨盆，位于骨盆上口上方，与位于腹膜①内的腹部内脏相连（本书中不做介绍）；

－小骨盆，位于骨盆上口下方，容纳着下腹部内脏。

对于女性来说，膀胱、子宫、直肠（第34～ 51页）被称为小骨盆内脏。

这些内脏受到一些肌肉的支撑，这些肌肉被称为盆底肌。
本书研究的就是这一整体。

---

①腹膜为一层浆膜，包裹着大多数腹部内脏。

骨盆中口

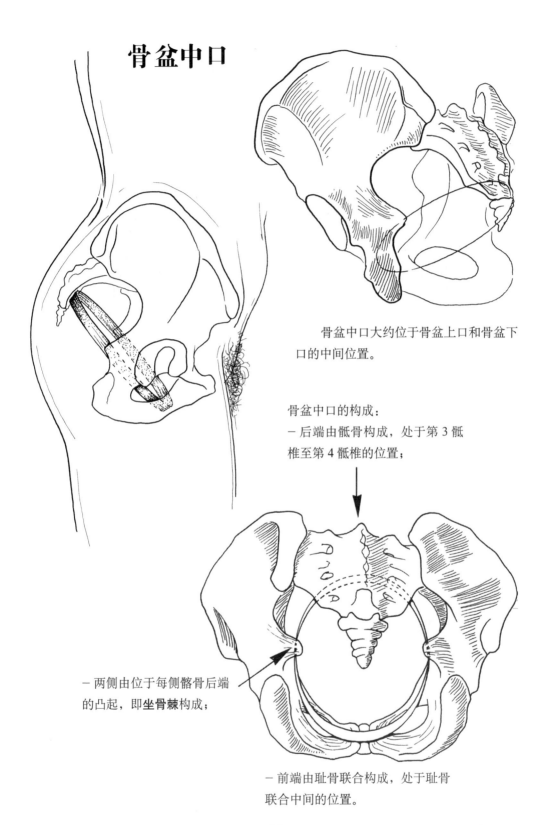

骨盆中口大约位于骨盆上口和骨盆下口的中间位置。

骨盆中口的构成：
－ 后端由骶骨构成，处于第 3 骶椎至第 4 骶椎的位置；

－ 两侧由位于每侧髂骨后端的凸起，即**坐骨棘**构成；

－ 前端由耻骨联合构成，处于耻骨联合中间的位置。

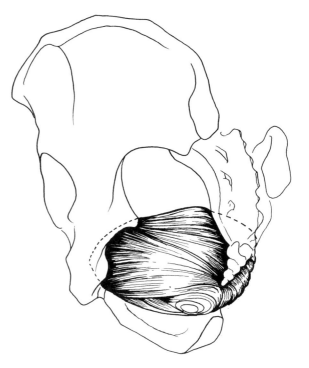

盆底深层肌附着在骨盆中口这一部位，这些肌肉被称为盆膈（第 28 页）。

在自己躯干上识别出这一位置是很重要的：它不是位于骨盆的最底端，而是位于小骨盆的中间位置。

分娩时，这一通道十分重要，因为它是胎儿娩出（第 16 ～ 17 页）之前进行转动的地方。

胎儿的头部在这一位置会接触到盆底深层肌，这些肌肉附着在骨盆中口的外廓上，会对胎位产生影响。

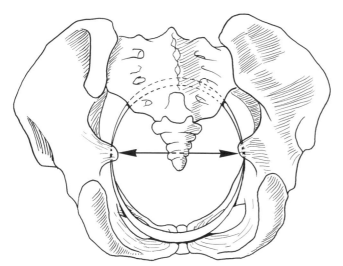

预估分娩情况时，会测量坐骨棘间径，也就是坐骨棘之间的距离，这一距离应约为 10 cm。（不要把坐骨棘间径与骨盆下口横径混淆，见下一页。）

重点：坐骨棘有时可能过于向内凸出，甚至可能阻碍自然分娩。此时就需要进行剖宫产手术。

骨盆下口

骨盆下口位于骨盆底端。

从骨盆的下方观察可知，骨盆下口的构成如下：

前端由耻骨联合的下端边缘构成；

两侧由坐骨下端边缘和坐骨耻骨支（自坐骨至耻骨的骨质弓状物）构成；

后端由尾骨构成。

盆底浅层肌附着在骨盆下口上，这些肌肉距离皮肤最近（第26～27页。）

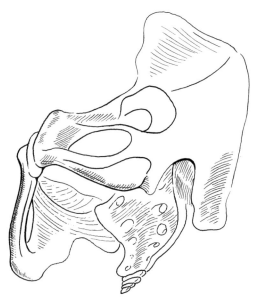

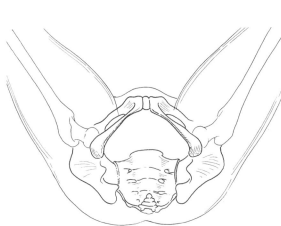

预估分娩情况时同样要测量骨盆下口的尺寸，因为这是胎儿分娩的最后一个骨质通道。我们主要会测量以下两个直径：

－骨盆下口横径，即两块坐骨之间的距离，一般为11cm；

－尾骨至耻骨下直径，即耻骨至尾骨之间的距离，一般为9～9.5cm。

分娩时，尾骨可能会向后摆动（后倾）。

这种情况下，这一直径可能会达到11～12cm。

骨盆下口前端在两块坐骨之间呈尖顶状，顶端即为耻骨联合。耻骨联合的高度及大小会影响其开合程度。尖顶状物越宽，打开程度越大；尖顶状物越高越窄，那么打开程度越小。骨盆下口的尖顶形状是很重要的，因为这一部位是胎儿通过的最后一个骨质通道。胎儿的头部正是从这一部位露出。妊娠9个月后产检时会检查这一部位；如果此处打开程度过小，可能会阻碍自然分娩，就会需要进行剖宫产手术或是用产钳协助分娩。

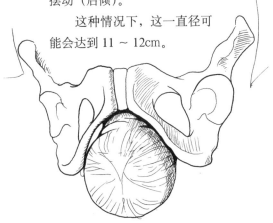

骨盆腔

小骨盆内骨盆口相继形成的通道称为骨盆腔。

当女性笔直站立时，骨盆腔的上端自上而下、从后向前倾斜。

这是分娩当天胎儿需要经过的整个骨质通道。这条通道并不是笔直的，而像一节弯曲的隧道。

骨盆腔的下端自下而上、从后向前倾斜。

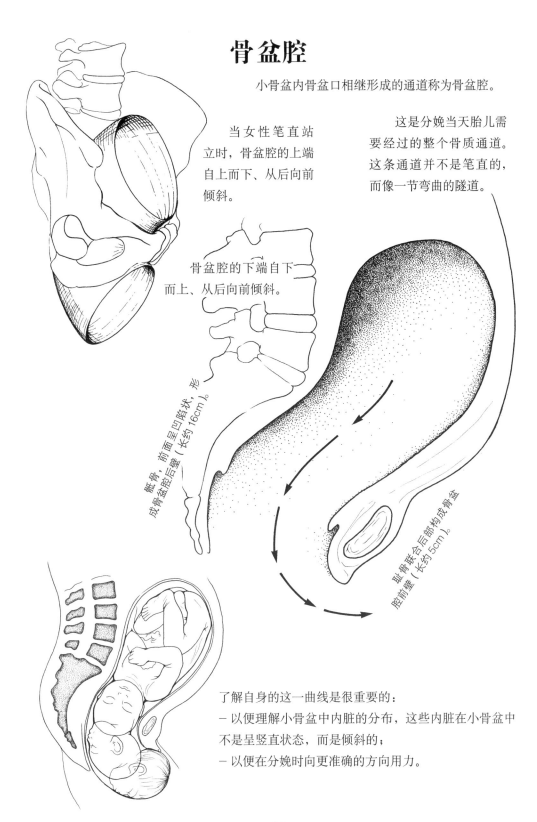

成骨盆腔后壁——骶骨，前面呈凹陷状，形（长约16cm）。

腔前壁（长约5cm）。耻骨联合后部部构成骨盆

了解自身的这一曲线是很重要的：
－以便理解小骨盆中内脏的分布，这些内脏在小骨盆中不是呈竖直状态，而是倾斜的；
－以便在分娩时向更准确的方向用力。

胎儿头部如何通过母亲骨盆

胎儿头部不是球形的，而是类似于卵圆形。因此它有两种直径，一大一小。

胎儿会调整自身位置，以便在分娩过程中以较小直径通过母亲骨盆。

刚进入骨盆时，头部仍旧是"自由的"。骨盆上口最大直径自右向左，稍稍倾斜（第9～10页）。

胎儿需要旋转头部来通过骨盆上口。

从一侧或是另一侧旋转。

面部朝向侧边。

16

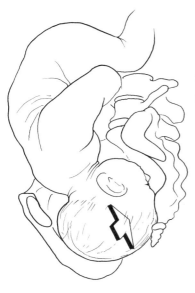

之后胎儿头部向下移动到骨盆中口。在这一部位，坐骨棘之间骨盆腔的左右直径更加狭窄（前后直径较大）。

胎儿头部再次旋转 90°，使面部朝向骶骨。

胎儿头部在这一部位时屈曲，就像是要故意弄出"双下巴"时一样。这一屈曲是很重要的准备步骤，将使头部以最小直径进入最终通道：会阴。[1]头部屈曲时紧挨着骶骨。

头部一旦通过了骨盆中口，就会继续下移，依附在耻骨联合上。

头部在这一位置发生偏转，也就是说通过头部反向运动以使之娩出。

---

①这有点类似于当我们给孩子穿上一件脖领很小的套头衫时：我们把脖领处放在头后部，然后从后向前穿。这样做比从头顶向下穿更简单，因为头顶的尺寸更大一点。

分娩时骨盆的骨骼之间如何"运动"

骶骨和髋骨之间可能会发生小幅度的运动。

与它们同时活动的还有耻骨联合以及至少一个骶髂关节。(有时由于关节交锁或患有关节病，这些骨骼无法活动。)

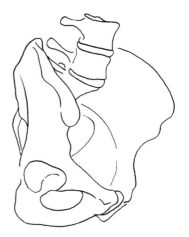

它们的活动可以改变骨盆的外形：骨盆口的大小、骨盆腔的形状。

日常生活中它们的活动幅度较小，分娩时活动幅度很大（由于软组织吸水以及大量黄体酮和人绒毛膜促性腺激素[①]的影响，关节活动性得到了增强）。

因此，我们将在此背景下描述它们。

耻骨联合的活动幅度以及分隔距离都较小。

至于骶髂关节：

◆ 胎儿进入的起初阶段，胎先露到达骨盆上口（第16页）；

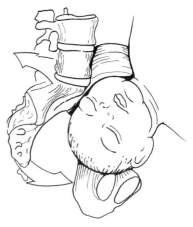

◆ 因此，首先需要增大骨盆腔上部的直径，此时发生的活动被称为反转运动（参考《运动解剖书》第53页）；

◆ 这一运动同时涉及骶骨和髋骨。

骶骨层面：骶骨底后移（与此同时，尾骨前移）。

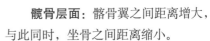

髋骨层面：髂骨翼之间距离增大，与此同时，坐骨之间距离缩小。

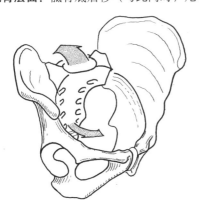

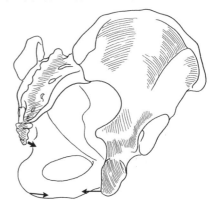

这一运动使骨盆上口的前后间距增大，骨盆下口的尺寸缩小。

[①]人绒毛膜促性腺激素有利于增强关节的灵活性。

之后胎儿继续进入骨盆，头部抵达骨盆中口以及骨盆腔的末端，因而需要增大骨盆下口的尺寸。

此刻发生的活动被称为回转运动（参考《运动解剖书》第 52 页）。

这一运动与之前的反转运动正好相反。

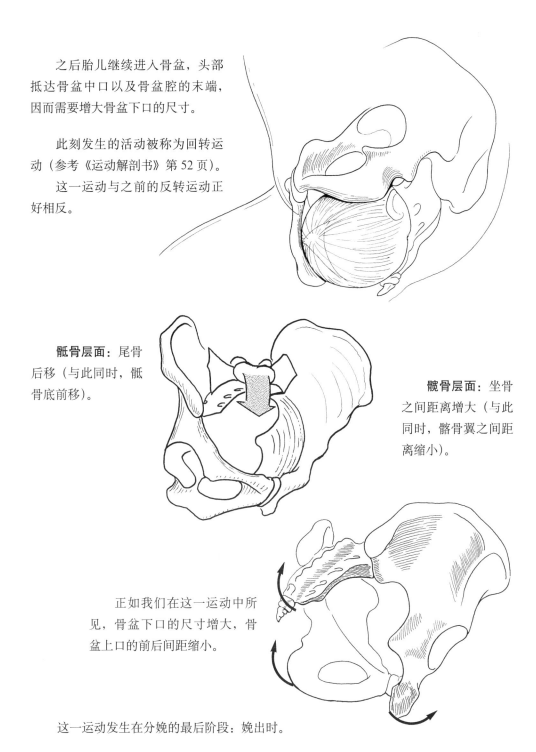

骶骨层面：尾骨后移（与此同时，骶骨底前移）。

髋骨层面：坐骨之间距离增大（与此同时，髂骨翼之间距离缩小）。

正如我们在这一运动中所见，骨盆下口的尺寸增大，骨盆上口的前后间距缩小。

这一运动发生在分娩的最后阶段：娩出时。

在日常生活中，这种运动的活动幅度非常小。练习它非常有益，不仅有助于维持骨盆骨骼的适应性，还有助于锻炼盆底的多种肌肉（见实用练习部分第 88 ～ 93 页）。

骨盆摆动

前倾与后倾

这属于髋骨在股骨头上的运动。简单地来描述这一运动，就是骨盆作为一个整体在髋部摆动。以一个基准点来指明摆动的方向：这一基准点就是髂前上棘。

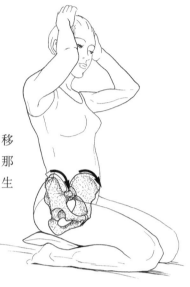

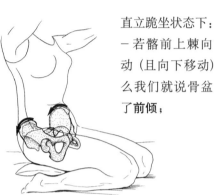

直立跪坐状态下：

－若髂前上棘向前移动（且向下移动），那么我们就说骨盆发生了**前倾**；

－若髂前上棘向后移动（且稍微向上移动），此刻发生的运动被称为**后倾**。

这些运动通常被称为骨盆摆动①。

为分娩做准备时建议进行这项运动，运动时可以采取以下多种姿势：
－四肢着地的姿势是最容易练习这一运动的；

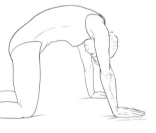

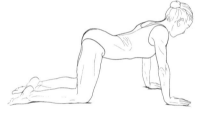

－以背部做支撑点，仰卧在地面上，这种情况下一个方向上的摆动是容易的（后倾），而另一个方向上的摆动难度要更大一些，因为骨盆紧挨着地面；

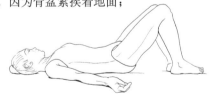

－侧卧在地面上；

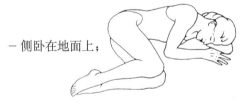

－跪坐在地面上（见本页顶端的插画）。

在妊娠期做这些运动有一定的益处：可以活动下腹部，加快下腹部的血液循环，尤其是加快粗大血管内的循环。然而，这些运动并不会引起骨盆中骨骼之间的运动。

不过，正是骨盆中骨骼之间的运动使骨盆为胎儿的通过做好了准备。

①然而，当我们说"骨盆摆动"时，并没有明确骨盆是向前还是向后运动。因而这一说法是比较模糊的。

脊柱前凸（腰部弓形弯曲）以及脊柱后凸（腰部前凸矫正）

这是腰椎的活动。

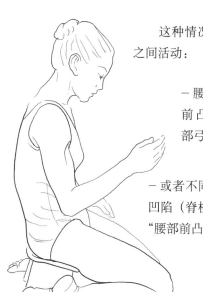

这种情况下，椎骨之间活动：

－腰部呈现凹形（脊柱前凸，通常称为"腰部弓形弯曲"）；

－或者不同程度矫正腰部的凹陷（脊柱后凸，也可称为"腰部前凸矫正"）。

这两种运动与上一页所介绍的运动相似，且总是在同一时间发生；但这两种运动发生的位置略高一点，发生在腰部。如果运动时想要精确地把握身体感觉、精准地做好每一项活动、正确地分析情况，那么就需要将这些运动区别开来，尤其是当活动盆底时。

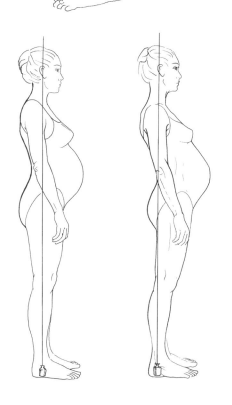

妊娠期间，由于胎儿体重的增加，腹部会向前偏移，此外关节的灵活性得到增强，这一切都使骨盆前倾和脊柱前凸的情况加重。无须为此感到惊慌不安，除非身体上的这些变化使你感到疼痛。如果出现了这种情况，你可以尝试进行第94～95页的练习。

盆底的两个三角形

当我们从下方观察骨盆的骨质结构时，可以注意到有 4 个骨质凸起：耻骨，尾骨，2 块坐骨。这 4 块骨骼构成了会阴菱形的四个顶点。

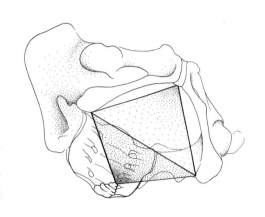

一条连接两块坐骨的线将这个菱形分割成两个三角形。从肌肉的角度来说，这条线由会阴浅横肌构成（第 26 页）。盆底前部对应的是前部的三角形。

这一部位由尿生殖区构成，包含以下两种开口：尿道口、阴道口。

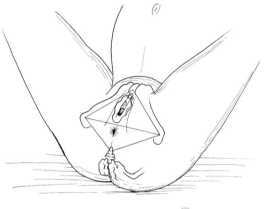

会阴后部对应的是后部的三角形。这一部位由直肠腔构成，包含位于最后面的开口：肛门。

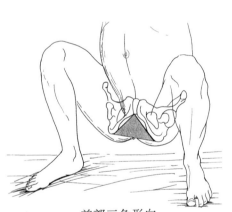

前部三角形向前且向下倾斜。

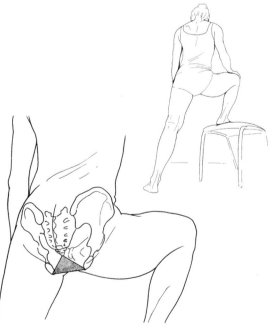

后部三角形向后且向下倾斜。

盆底的外部形态

（女性外生殖器，又称外阴）

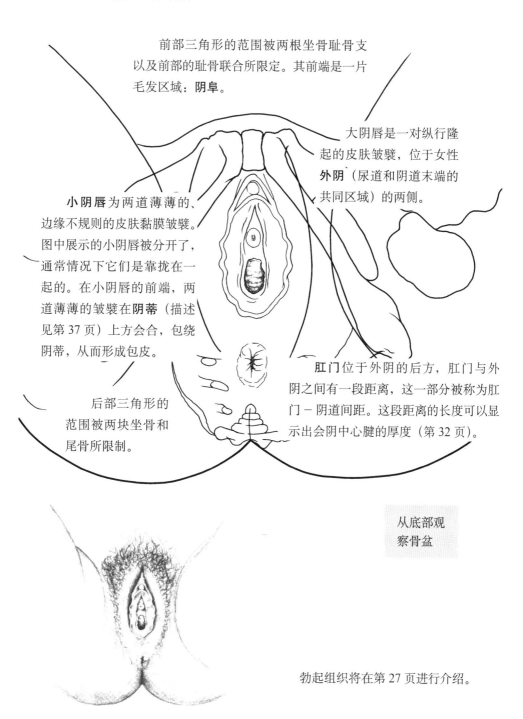

前部三角形的范围被两根坐骨耻骨支以及前部的耻骨联合所限定。其前端是一片毛发区域：**阴阜**。

大阴唇是一对纵行隆起的皮肤皱襞，位于女性**外阴**（尿道和阴道末端的共同区域）的两侧。

小阴唇为两道薄薄的、边缘不规则的皮肤黏膜皱襞。图中展示的小阴唇被分开了，通常情况下它们是靠拢在一起的。在小阴唇的前端，两道薄薄的皱襞在**阴蒂**（描述见第 37 页）上方会合，包绕阴蒂，从而形成包皮。

肛门位于外阴的后方，肛门与外阴之间有一段距离，这一部分被称为肛门－阴道间距。这段距离的长度可以显示出会阴中心腱的厚度（第 32 页）。

后部三角形的范围被两块坐骨和尾骨所限制。

从底部观察骨盆

勃起组织将在第 27 页进行介绍。

23

盆底的肌肉系统

了解完骨盆的骨质结构之后，现在我们将研究盆底的肌肉，也就是说在盆底中那些可以发生以下行为的组织：

◆ 收缩或放松；

◆ 被动发生弹性拉伸。

盆底中包括以下两类肌肉组织。

盆底肌——将在本章节对其进行研究。盆底肌是所有构成盆底的肌肉的总和。它主要分为两层，一层位于浅层，一层位于深层。总体来说，这一"大型"肌肉组织整体主要用于支撑小骨盆中的内脏（膀胱、子宫、直肠）。

同样还包括属于小骨盆中的内脏开口的肌肉：尿道、阴道和肛门的括约肌。这些肌肉尺寸较小。将在有关内脏的内容中介绍这些肌肉（第 34 ~ 49 页）。

这两类肌肉组织比较复杂。不过，将这两类肌肉组织区别开也是很重要的，由此我们能够精准地描述这些肌肉，运动时能够精确地把握身体肌肉的活动与感觉（许多人由于没能做到这一点而产生大量疑惑）。

盆底肌

盆底肌是指所有可以用于闭合小骨盆的肌肉。

盆底肌主要由两层[1]肌肉构成：

◆ 一层伸展的浅层肌：有时被称为**会阴**；

◆ 一层大且厚的深层肌：**盆膈**。

盆底肌整体附着在小骨盆的内侧表面，深层肌附着在骨盆中口的外廓上，浅层肌附着在骨盆下口上。

肌纤维朝下或朝外：整体的形状呈船底状。

肌肉相互交叉，包裹着3个开口（尿道口、阴道口、肛门），协助括约肌发挥作用。

盆底肌有两大功能：

◆ 支撑腹部底部（当腹部发力或者内脏重量及体积增加时，这一支撑力将得到增强。这一支撑力尤其与肌肉的收缩能力相关）；

◆ 得益于其结构的弹性，可作为身体内外的交流通道。

①译者注：在国内，习惯上将盆底肌分为3层，即外层、中层和内层。

盆底浅层肌

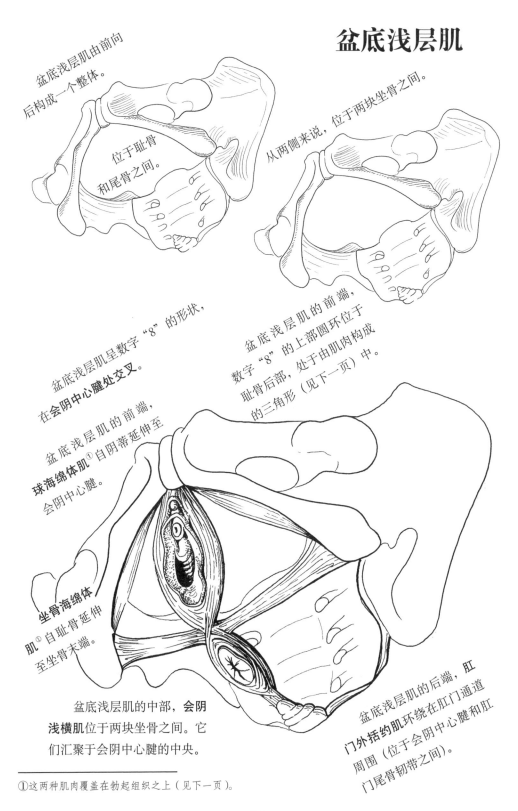

盆底浅层肌由前向后构成一个整体。

位于耻骨和尾骨之间。

从两侧来说，位于两块坐骨之间。

盆底浅层肌呈数字"8"的形状，在**会阴中心腱**处交叉。

盆底浅层肌的前端，**球海绵体肌**①自阴蒂延伸至会阴中心腱。

坐骨海绵体肌①自耻骨延伸至坐骨末端。

盆底浅层肌的前端，数字"8"的上部圆环位于耻骨后部，处于由肌肉构成的三角形（见下一页）中。

盆底浅层肌的中部，**会阴浅横肌**位于两块坐骨之间。它们汇聚于会阴中心腱的中央。

盆底浅层肌的后端，**肛门外括约肌**环绕在肛门通道周围（位于会阴中心腱和肛门尾骨韧带之间）。

①这两种肌肉覆盖在勃起组织之上（见下一页）。

26

整体观察盆底浅层肌

浅层肌中通常还包括另外两种肌肉，这两种肌肉属于前部三角形的范围，其所处位置更深，位于一个被称为**尿生殖膈**的双层隔膜之间。

尿道外括约肌：这一
肌肉围绕在尿道最底端。

会阴深横肌：
这一肌肉处于两根
坐骨耻骨支之间。

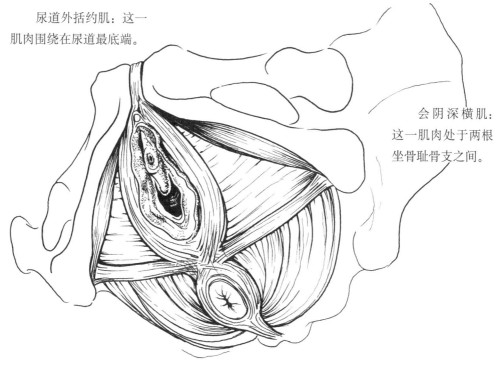

勃起体固定于尿生殖膈的深层**隔膜**下。
勃起体是由富含毛细血管的勃起组织构成的器官，可以膨胀。
勃起体包裹在一层弹性包膜（**白膜**）中。

海绵体沿着坐骨耻骨支延伸，并在前端相连，构成阴蒂体。

阴蒂和男性阴茎一样，都是**勃起体**。
阴蒂位于耻骨正后方，形似长为 3cm
且直径为 0.5cm 的圆柱。

前庭球位于外阴边缘两侧。

在骨盆后端，位于外阴后部的是前庭
大腺。在性交时前庭大腺会分泌润滑黏液，
黏液通过管道流向阴道口。

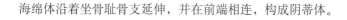

盆底深层肌

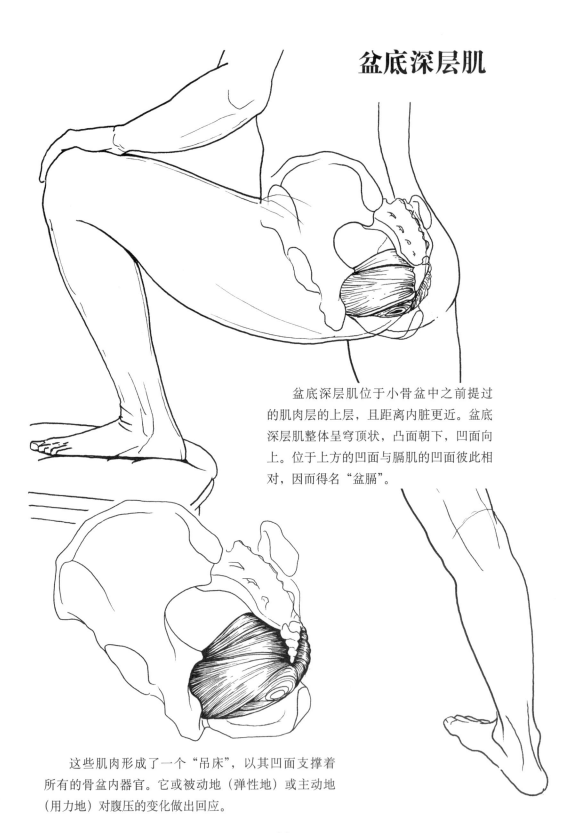

盆底深层肌位于小骨盆中之前提过的肌肉层的上层，且距离内脏更近。盆底深层肌整体呈穹顶状，凸面朝下，凹面向上。位于上方的凹面与膈肌的凹面彼此相对，因而得名"盆膈"。

这些肌肉形成了一个"吊床"，以其凹面支撑着所有的骨盆内器官。它或被动地（弹性地）或主动地（用力地）对腹压的变化做出回应。

这一部位包含以下两种肌肉。

肛提肌：这一肌肉力量强劲，由不同肌束构成，以马蹄铁状分布在内脏开口周围。

肛提肌主要分为以下两部分：
－中线部分，称为**耻骨直肠肌**，外形较狭长厚实，起始于耻骨上端，末端位于直肠上且部分围绕在肛门周围，对支撑内脏有着很重要的作用（第108页）；

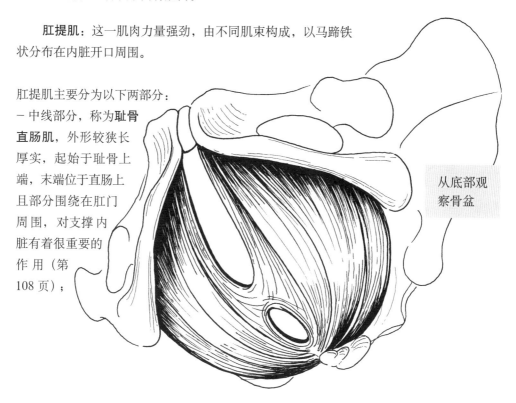

从底部观察骨盆

－外侧部分，由形似大块桌布的肌束构成，这些肌束起始于耻骨、穿过闭孔的纤维带、坐骨，末端位于尾骨上。

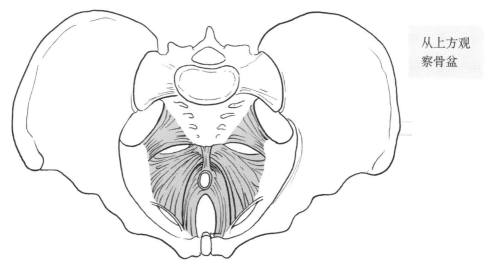

从上方观察骨盆

尾骨肌：与肛提肌在同一平面内且位于它的后端；这一肌肉在坐骨棘、骶骨以及尾骨之间伸展。

盆膈裂孔

骨盆前端处，左右肛提肌的附着点构成一个缺口，也是一片自由的区域（无肌肉），有时被称为**盆膈裂孔**。

这一裂孔与膀胱／尿道和子宫／阴道的位置相连。

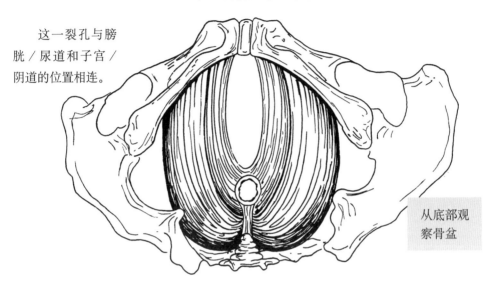

从底部观察骨盆

这一部位一方面是分娩通道，另一方面对支撑内脏来说是一薄弱部位（第 39 页）。

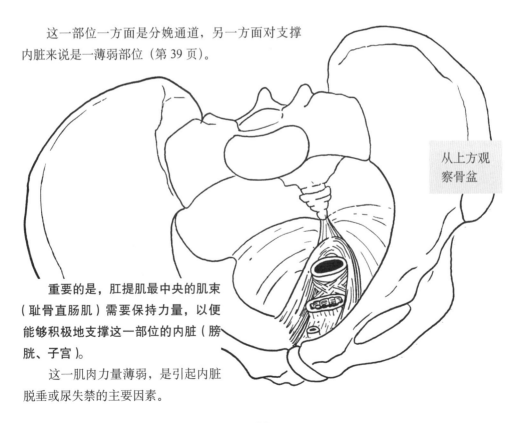

从上方观察骨盆

重要的是，肛提肌最中央的肌束（耻骨直肠肌）需要保持力量，以便能够积极地支撑这一部位的内脏（膀胱、子宫）。

这一肌肉力量薄弱，是引起内脏脱垂或尿失禁的主要因素。

盆底肌的两层肌肉

之前已经研究过的两层肌肉：浅层肌和深层肌。

这两层肌肉在小骨盆中的位置高度不同，且肌肉的形状和方向也不同。

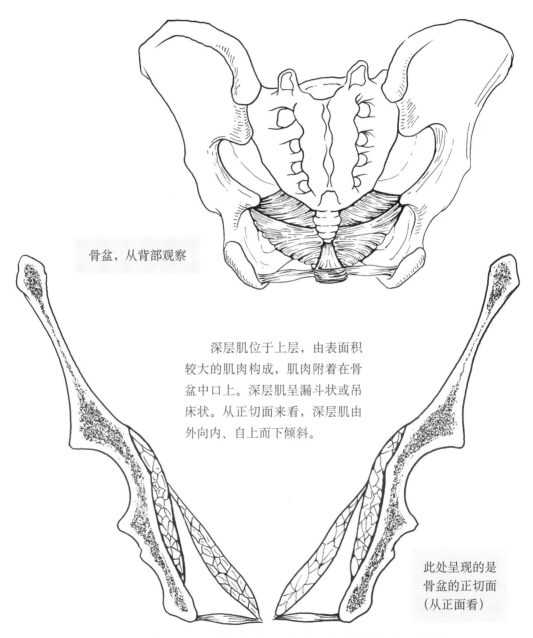

骨盆，从背部观察

深层肌位于上层，由表面积较大的肌肉构成，肌肉附着在骨盆中口上。深层肌呈漏斗状或吊床状。从正切面来看，深层肌由外向内、自上而下倾斜。

此处呈现的是骨盆的正切面（从正面看）

浅层肌位于底层，由细长的、交织在一起的肌束构成，肌束附着在骨盆下口上。从正切面来看，浅层肌呈水平状。

31

会阴中心腱

盆底肌的交织处为会阴中心腱。

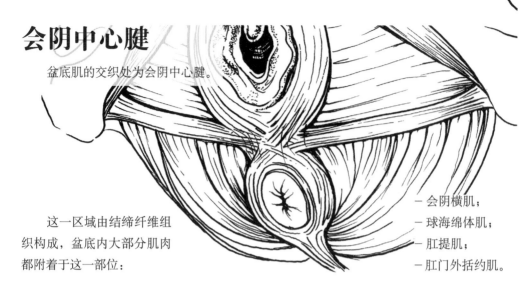

这一区域由结缔纤维组织构成，盆底内大部分肌肉都附着于这一部位：

— 会阴横肌；
— 球海绵体肌；
— 肛提肌；
— 肛门外括约肌。

这一部位的耐受力很强。它位于盆底结构的中心，极大地提高了这一区域内肌肉整体（从整体的支撑功能来说）的耐受力。

会阴中心腱及分娩

在分娩过程中，当胎儿头部娩出时，这一部位受到的压力尤其大。为了避免这一部位发生撕裂，通常应该停止腹部用力，让会阴逐渐自然地扩大。

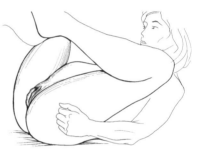

会阴切开术

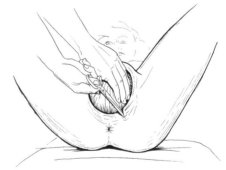

有时医生会切开会阴，这一行为被称为会阴切开术。会阴厚的情况下，当急需娩出胎儿时会提前做会阴切开术；会阴薄的情况下，在会阴扩大过程中预料到有撕裂的风险后会做会阴切开术。会阴切开术如果做得及时，也就是说在结缔组织变白（微血管出现被阻碍的迹象）之前，就可以保护会阴中心腱。

会阴切开后应被完全（会阴的不同层面先后被缝合且微出血现象完全被控制住）缝合起来，这一步对之后会阴的状态及其功能运转来说非常关键。

在妊娠期和分娩过程中做一些练习可以从一定程度上降低会阴撕裂的风险（第137～142页）。

小骨盆中的内脏

膀胱、子宫及直肠都位于骨盆中最低且最狭窄的部位。

这三种内脏属于三个不同的系统：

◆ 膀胱属于泌尿系统；

◆ 子宫属于生殖系统；

◆ 直肠属于消化系统。

这些内脏的延伸部分及其开口都与盆底有关。对它们来说，盆底是由肌肉及筋膜构成的支撑物。这些内脏含有一些可收缩的以及具有弹性的肌肉，这些肌肉的收缩和放松保证了内脏的充盈以及排空。这需要内脏具有很强的活动性，因为体积的变化会造成内脏的位移。在几乎无法发生形变的骨盆内部，内脏之间位移的实现得益于它们周围由软组织薄片及韧带构成的纤维细胞层空间。

本章节将分别介绍每一个内脏以及小骨盆中支撑这些内脏的相关系统。

自己能够描述这些结构（内脏以及支撑内脏的部分）是很重要的，以便之后能够更加精准地活动这一区域。

小骨盆中内脏的
分布情况

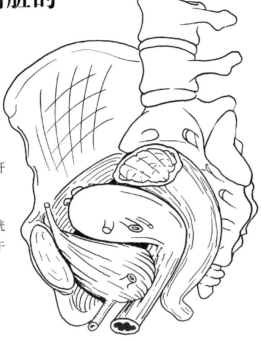

以下两个内脏的开口都指向会阴前部：

－小骨盆的前部，膀胱通过尿道延伸，终止于尿道口；

接近会阴后部处：直肠通过肛门延伸，终止于肛门外括约肌。

－子宫通过阴道延伸，终止于阴道口。

这些内脏像是折拢在一起：
－直肠依附在尾骨以及肛提肌前面；
－阴道依附在直肠上；
－子宫依附在膀胱上；
－膀胱依附在阴道上。

这种"嵌套"的分布方式有利于提高内脏的稳定性，尤其是当人体竖直站立时。

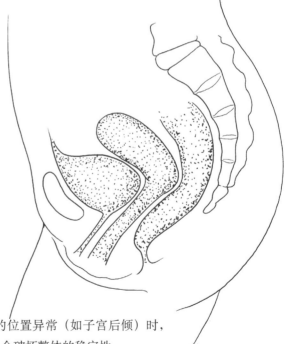

然而，当其中一个器官的位置异常（如子宫后倾）时，这种分布方式会发生变化，且会破坏整体的稳定性。

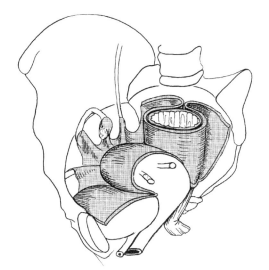

小骨盆的内脏搭叠在一起，彼此依附，这种分布方式有利于其互相支撑（见上一页）。

它们是悬空且被隔开的。

这些内脏上部悬空，且强力附着在腹膜下部，腹膜覆盖且紧贴着它们的表面，由此形成凹陷，即膀胱子宫陷凹和直肠子宫陷凹。

两侧分隔：腹膜层在子宫两侧形成大面积的褶皱，输卵管将褶皱——子宫阔韧带（第 46 页有详细介绍）稍稍提起。

前后分隔：两条自骶骨至耻骨的纤维带包裹在 3 个内脏的两侧边缘。这些纤维带的命名由其包裹的内脏所决定："骶骨－直肠－子宫－膀胱－耻骨"薄片。（子宫和骶骨之间的较厚的软组织薄片称为子宫骶韧带。）前部的纤维带数量较少。

它们是紧密相连的：这些内脏的某些部位像是用"绑蔓"的方法连接在一起，比如，阴道和尿道之间通过纤维细胞组织相互附着在一起（第 38 ~ 44 页）。

躯干底部，也就是盆底肌，支撑着这些内脏。盆底肌在前文中介绍过（第 28 ~ 29 页）。

小骨盆中的内脏具有很强的活动性，可以进行收缩，或者可以被弹性地拉伸。

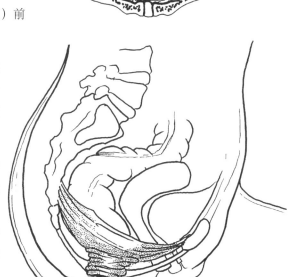

由此可见，许多因素以不同的方式维持着内脏的稳定，同时允许内脏在某些时刻发生体积的巨大变化。如果其中某些因素受到了损害，尤其是在分娩结束时，那么整体的平衡可能会被打破。

膀胱

膀胱是一个肌性囊状器官，两次排尿之间尿液在此聚积。

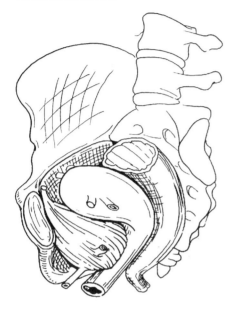

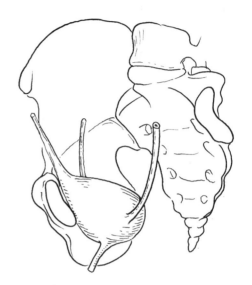

在小骨盆中，膀胱是位置最靠前的器官，正位于耻骨之后、子宫之前。

膀胱这个器官的体积和外形经常发生变化。

排空的时候，膀胱的内侧表面上形成了众多褶皱，像是向内皱缩一样。此时膀胱没有超过耻骨，体积很小（容积大概为几毫升）。

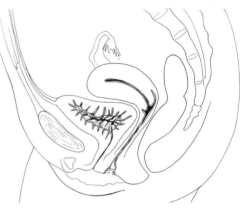

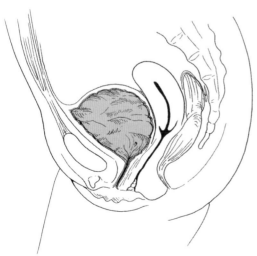

充盈的时候，膀胱会膨胀（平均容积为 500ml，极端情况下甚至可以达到2L）。此时膀胱呈球状，上升到腹部，其内侧表面的褶皱消失，变得光滑。

尿道

两条输尿管将肾内的尿液一滴一滴地输送至膀胱。

此处展示的是膀胱的正切面

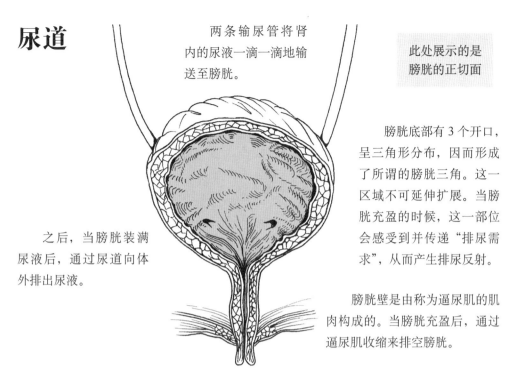

膀胱底部有 3 个开口，呈三角形分布，因而形成了所谓的膀胱三角。这一区域不可延伸扩展。当膀胱充盈的时候，这一部位会感受到并传递"排尿需求"，从而产生排尿反射。

之后，当膀胱装满尿液后，通过尿道向体外排出尿液。

膀胱壁是由称为逼尿肌的肌肉构成的。当膀胱充盈后，通过逼尿肌收缩来排空膀胱。

尿道是膀胱内积聚的尿液向外排出时通过的管道。

此处展示的是尿道打开时的情况

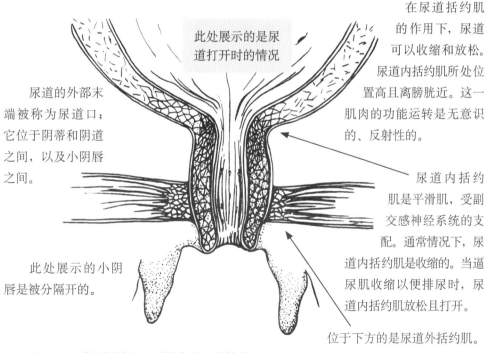

在尿道括约肌的作用下，尿道可以收缩和放松。尿道内括约肌所处位置高且离膀胱近。这一肌肉的功能运转是无意识的、反射性的。

尿道的外部末端被称为尿道口；它位于阴蒂和阴道之间，以及小阴唇之间。

尿道内括约肌是平滑肌，受副交感神经系统的支配。通常情况下，尿道内括约肌是收缩的。当逼尿肌收缩以便排尿时，尿道内括约肌放松且打开。

此处展示的小阴唇是被分隔开的。

位于下方的是尿道外括约肌。

相反，尿道外括约肌可以被有意识地控制。
当有排尿反射时，两种括约肌同时发挥作用（第 40 页）。

膀胱和尿道在小骨盆中的固定

得益于一些被动的、具有支撑功能的组成部分

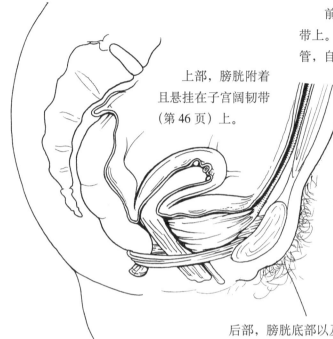

前部，膀胱悬挂在脐正中韧带上。脐正中韧带是一根纤维细管，自膀胱前部顶端延伸至肚脐。

上部，膀胱附着且悬挂在子宫阔韧带（第46页）上。

下部，膀胱悬挂在一根附着在耻骨上的韧带——耻骨膀胱韧带上。膀胱的这一部分活动性较强，这就说明了为什么当膀胱体积发生变化时会发生位移。

后部，膀胱底部以及尿道后端在纤维细胞组织的帮助下依附并附着在阴道上，这一纤维细胞组织被称为 Halban 筋膜。这层筋膜非常脆弱，当盆底肌力量薄弱时，这一部位可能会发生膀胱膨出（第83页）。

相比之下，膀胱底部的稳定程度要大得多。

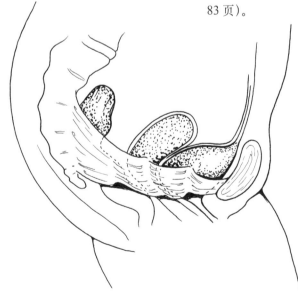

两侧，有筋膜带围绕在膀胱的边缘，这些筋膜带自骶骨延伸直至耻骨（骶骨－直肠－子宫－膀胱－耻骨）。

底部，尿道穿过尿生殖膈。尿
生殖膈是一层纤维薄片，固定在坐
骨耻骨支上。

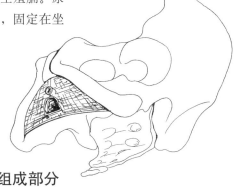

得益于一些主动的、具有支撑功能的组成部分

膀胱和尿道下方不存在与其直接接触的肌肉，因为肛提肌底构成了尿道和阴道下的缺口：盆膈裂孔（第 30 页）。

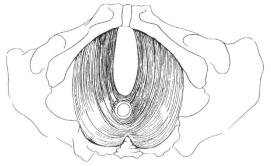

这是分娩时盆膈前部扩
大过程中最后一个被拉伸的
部位（第 76 页）。

这一部位非常脆弱，当分娩困难时，最先损伤的就是这一部位。

同样这也解释了为什么这一部位力量薄弱，因为这一部位的骨盆内脏受到的支撑力并非直接来源于躯干底部。

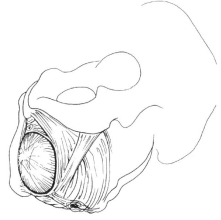

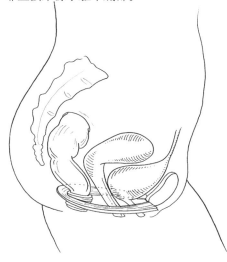

支撑这一区域的肌肉组成部分是位于盆膈裂孔两侧的肌肉：会阴深横肌、球海绵体肌、肛提肌最内部肌束（耻骨直肠肌）。

耻骨直肠肌是最强劲的肌肉组成部分，且需要用特殊方式来强化这一肌肉。若这一肌肉力量薄弱则容易造成膀胱脱垂。

排尿

排尿是指人体将尿液排出体外的行为。

膀胱中积聚了将近 200ml 的尿液后，就会发生排尿反射。

膀胱三角区内的感觉受体会被激活，因而引起以下反应：逼尿肌收缩，尿道内括约肌放松。

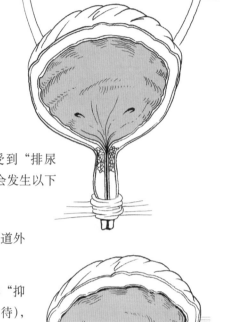

人体感受到"排尿需求"，可能会发生以下两种情况：

－ 进行排尿，需要尿道外括约肌也同样放松；

－ 排尿被延迟（人体"抑制"这一需求且等待），尿道外括约肌保持收缩，排尿需求会消失。

具有支撑功能的肌肉（盆底肌）鉴于其肌肉张力，同样也会"控制"着这一区域。

膀胱进一步被充盈，直至新的排尿需求感觉产生。之后依旧可能引起排尿，也可能引起排尿延迟。

如果多次延迟排尿后膀胱的充盈程度非常高，排尿感觉可能会变得无法抑制。然而，膀胱的盛载能力很强，可以最多容纳 2L 的尿液。

这一系统是反射性的，它依赖于肌肉收缩或放松时的回应和感觉的微调功能。保护好这一系统是很重要的，因而当我们进行中断排尿（"停止尿尿"，第 122 ~ 123 页）练习时需要遵循一些注意事项。

特别指出：
－ 不要在同一排尿过程中多次中断，应仅中断 1 次，因为可能会有丢失或干扰排尿需求感觉以及反射反应的风险；
－ 只在排尿初始阶段，膀胱压力依旧很大时中断 1 次；
－ 在排尿结束阶段，注意应将膀胱完全排空；
－ 不要在每次排尿时都做这项练习，一天 1 ~ 2 次就足够了，避免这项练习成为一种习惯，因为这种习惯会干扰排尿反射。
这些注意事项在实用练习部分的第 122 ~ 123 页都会重提。

妊娠期和分娩期的膀胱和尿道

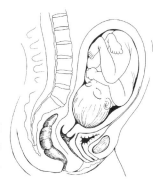

　　妊娠期间，妊娠子宫会对膀胱产生压力，在妊娠晚期，孕妇经常无法抑制自己的尿液。尿道和括约肌在这期间被过度拉伸。

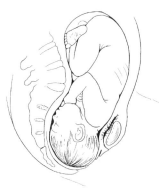

　　分娩期间，胎儿下移时膀胱和尿道会被压迫。如果膀胱内装满尿液，则会妨碍胎儿的娩出；如果膀胱呈球形应进行排尿，如果无法自然排尿应进行导尿。

　　尿道括约肌持续处于过度拉伸状态：分娩时，阴道会阴部分扩张的过程中，膀胱阴道之间的括约肌纤维处于拉伸状态。尿道的过度拉伸会导致膀胱后角的变动，通常也是日后患上压力性尿失禁（第 80 页）的原因。

　　分娩后的女性可能会产生两个问题：

◆ 括约肌系统可能会受到损伤；

◆ 不再能够感受到排尿需求。

因而膀胱的体积会向上变大，甚至阻碍子宫的收缩。这种情况下应进行系统检查。

　　女性刚分娩后的前 2 个月无法完全中断排尿是很常见的。尿失禁可能是由于分娩后尿道括约肌变得松弛，也可能是由于膀胱脱垂（膀胱的位置比其正常位置下移了[①]）。尿失禁是很常见的，但通常是暂时性的。如果这些症状持续时间较长或是出现了其他症状（第 80 ~ 81 页），应该咨询医生。

　　在接下来的几周内，这些结构重新渐渐回到它们原来的位置，然而应注意避免任何可能让腹部受到超强压力的活动。

　　也就是说，应避免所有第 66 页介绍的情况，尤其是：

◆ **避免提重物**（第 145 ~ 147 页）；

◆ **避免过早强化腹部肌肉。**

并且，当我们开始锻炼腹部肌肉时，注意不要让下腹部隆起，也不应让盆底隆起。

见实用练习部分第 110 页关于腹肌锻炼的内容。

建议成为母亲的女性在分娩后检查一下自己盆底的情况，从而确定是否需要进行康复训练。

---

①膀胱从自身原本的压力环境中脱离出来。膀胱和尿道之间的压力对比情况发生反转：膀胱受到极大的压力，因而进入本应属于尿道的狭窄区域中。

子宫

子宫是孕育胎儿的器官，它是一个内部中空的囊，呈三角形，其内膜上血管极其丰富，允许受精卵的着床以及发育。

正面观察子宫，与阴道相比，子宫的位置较高

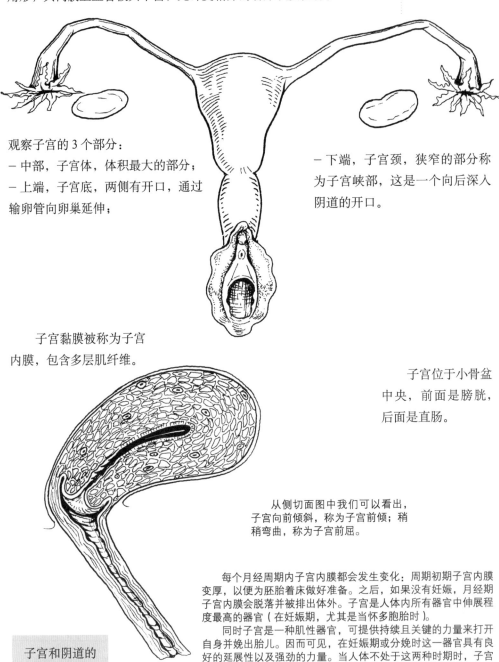

观察子宫的 3 个部分：
－中部，子宫体，体积最大的部分；
－上端，子宫底，两侧有开口，通过输卵管向卵巢延伸；

－下端，子宫颈，狭窄的部分称为子宫峡部，这是一个向后深入阴道的开口。

子宫黏膜被称为子宫内膜，包含多层肌纤维。

子宫位于小骨盆中央，前面是膀胱，后面是直肠。

从侧切面图中我们可以看出，子宫向前倾斜，称为子宫前倾；稍稍弯曲，称为子宫前屈。

每个月经周期内子宫内膜都会发生变化：周期初期子宫内膜变厚，以便为胚胎着床做好准备。之后，如果没有妊娠，月经期子宫内膜会脱落并被排出体外。子宫是人体内所有器官中伸展程度最高的器官（在妊娠期，尤其是当怀多胞胎时）。
同时子宫是一种肌性器官，可提供持续且关键的力量来打开自身并娩出胎儿。因而可见，在妊娠期或分娩时这一器官具有良好的延展性以及强劲的力量。当人体不处于这两种时期时，子宫在小骨盆中占据的空间是有限的。

子宫和阴道的左侧切面图

阴道

阴道是性交器官，是一个圆柱形的管道，长约 8cm，位于子宫和外阴之间。其形状稍稍向前凹。阴道是倾斜的：向后水平倾斜 70°。

此处为阴道的正切面

阴道上端开阔，固定在子宫颈的外廓上，子宫颈突出位于阴道内，在周围形成凹陷（阴道后部凹陷最深）。阴道下端通向外阴。外阴的收缩肌将开口闭合。

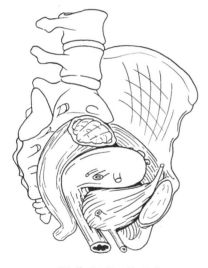

阴道及周围的器官：膀胱和尿道位于其前部，直肠位于其后部。

实际上阴道的前后壁相互接触。前后壁上覆盖着一层黏膜，这层黏膜构成阴道表面上众多具有弹性的褶皱。

这层黏膜下有两层肌肉：
－一层浅层肌，其肌纤维是纵行的；
－一层深层肌，其肌纤维是环行的。
接近阴道出口的、底部的肌纤维更加发达。

性交时，阴道黏膜的褶皱消失且渗出黏液以方便阴茎的进入。

妊娠期间，黏膜变得更加柔韧有弹性，目的是方便胎儿的通过。

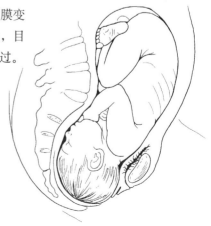

分娩当天，黏膜组织上的褶皱消失，就像手风琴的风箱一样。因而阴道撕裂是很少见的且是表层的（除非黏膜组织的状态不佳，如感染了真菌时）。

子宫和阴道在小骨盆中的固定

得益于它们的位置

子宫受到膀胱的支撑，依附在膀胱上，尤其是当膀胱排空时。
子宫受到阴道的支撑，阴道对于子宫来说像是一根"支柱"。
阴道受到后面直肠的支撑。

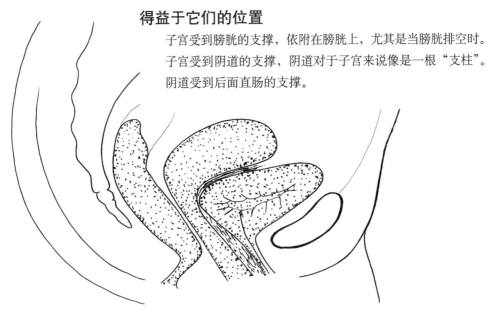

得益于一些附着面

子宫的下部（后半部分）通过纤维细胞组织附着在膀胱上：此纤维细胞组织被称为 Denonvilliers 筋膜。阴道通过纤维细胞组织附着在膀胱底部（膀胱三角区域）以及尿道上：此纤维细胞组织被称为 Halban 筋膜。

得益于一些支撑平面

阴道穿过尿生殖膈，尿生殖膈由会阴深横肌和尿道外括约肌及其筋膜组成。

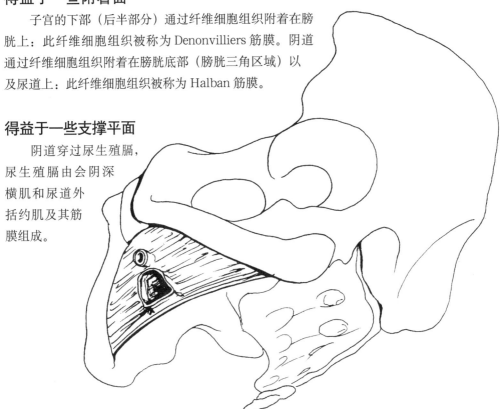

得益于一些韧带

通过子宫骶韧带，子宫被拉向后方的骶骨。

子宫通过子宫阔韧带实现侧面悬挂，此处没有展示子宫阔韧带（详细描述见第 46 页）。

在子宫圆韧带的影响下，子宫朝向前部且固定在耻骨上。

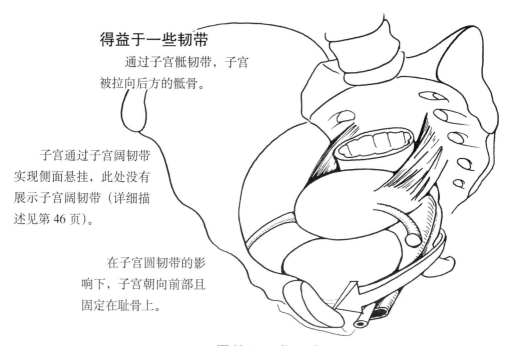

得益于一些肌肉

阴道沿着会阴深横肌的方向伸展，且阴道附着在会阴深横肌上。

其正上方，阴道牢牢嵌入肛提肌的凹陷处，固定且附着在肛提肌底端。肛提肌是阴道最有力的支撑。这些肌肉力量薄弱是子宫脱垂最主要的原因。

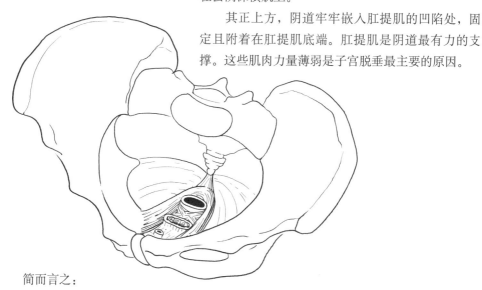

简而言之：

◆ 子宫上端的活动性较强，（前部）膀胱的充盈或排空，以及（后部）直肠会影响子宫的位置；

◆ 子宫下端（子宫颈）要固定得多；

◆ 位于小骨盆底端的阴道几乎是不变的，它的稳定性使其自身成为子宫的一根"支柱"。

子宫阔韧带

腹膜覆盖盆腔内脏，在子宫前后形成深层凹陷：

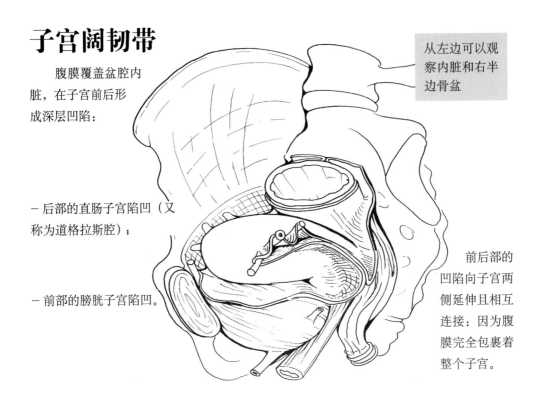

从左边可以观察内脏和右半边骨盆

– 后部的直肠子宫陷凹（又称为道格拉斯腔）；

– 前部的膀胱子宫陷凹。

前后部的凹陷向子宫两侧延伸且相互连接：因为腹膜完全包裹着整个子宫。

这两层凹陷在子宫两侧延展，因而形成一层宽阔的双层隔膜，这一双层隔膜附着在小骨盆壁上：我们将之称为子宫阔韧带。

子宫阔韧带的上部较薄，由以下部分托起：
– 子宫圆韧带；
– 输卵管；
– "子宫卵巢"韧带。
整体呈翼形。

子宫阔韧带上部活动性较强，被称为子宫系膜。

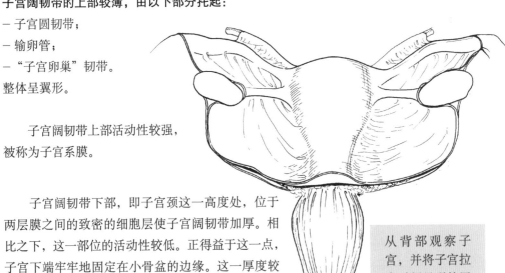

子宫阔韧带下部，即子宫颈这一高度处，位于两层膜之间的致密的细胞层使子宫阔韧带加厚。相比之下，这一部位的活动性较低。正得益于这一点，子宫下端牢牢地固定在小骨盆的边缘。这一厚度较大的区域被称为子宫主韧带。

输尿管、血管以及神经都在子宫主韧带中穿行。

从背部观察子宫，并将子宫拉直以便呈现伸展的子宫阔韧带

妊娠期间的子宫

妊娠早期，子宫壁开始变厚：肌纤维数量增加且发生转化。之后肌纤维逐渐被拉伸，随着胎儿体形的变大而发生变化。

子宫（胎儿）最初占据的是骨盆上部的位置（12周），之后占据下腹部，之后占据肚脐之下的腹部（24周）。

36周后胎儿的体积增大并达到膈肌和肋骨之下的位置。40周时，胎儿会向骨盆稍稍下移，且体形更大。

我们常说胎儿"入盆"了。

注意，妊娠晚期我们所用的"入盆"这个词和分娩当天所用的含义不同，分娩当天所说的"入盆"是指胎先露进入小骨盆（第11页）的起初阶段。

维系子宫的韧带，尤其是子宫骶韧带和子宫圆韧带，会随着子宫的变化而变化：它们被大幅度地拉伸且它们的方向也会被改变。

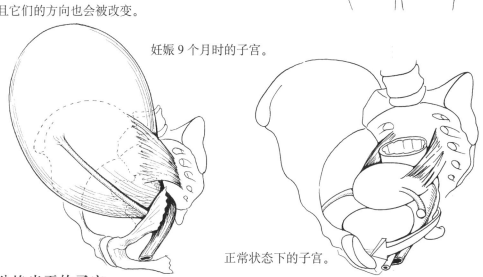

妊娠9个月时的子宫。

正常状态下的子宫。

分娩当天的子宫

子宫收缩会变得越来越规律、越来越频繁且力度也会增强。

子宫收缩一方面扩大子宫颈，另一方面有利于娩出胎儿。

分娩后的子宫

分娩后子宫能够逐渐恢复到正常大小，回归至小骨盆中原本的位置。

可以采取一些姿势来帮助子宫归位（第146页）。

直肠

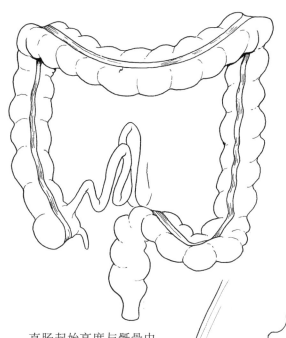

直肠是大肠的末端，位于末端开口（肛门）之前。

直肠在小骨盆中的位置是最靠后的，位于子宫和阴道之后。

直肠起始高度与骶骨中部（第3骶椎）一致。

从侧切面中可以看出，直肠的形状与骶骨吻合：呈向前凹陷的曲状。

穿过盆底后，直肠底端变细，且其延伸方向发生变化——向后下方倾斜，形成肛门通道。

内脏侧切面

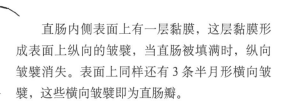

直肠内侧表面上有一层黏膜，这层黏膜形成表面上纵向的皱襞，当直肠被填满时，纵向皱襞消失。表面上同样还有3条半月形横向皱襞，这些横向皱襞即为直肠瓣。

这层黏膜上覆盖着两层肌肉：纵行肌和环行肌。

这些肌肉通过收缩来排出直肠中的内容物。

肛门

消化道的末端管道称为肛管。肛管通向肛门，长 3cm，直径在 2 ～ 3cm 之间。不工作的状态下肛门是闭合的。

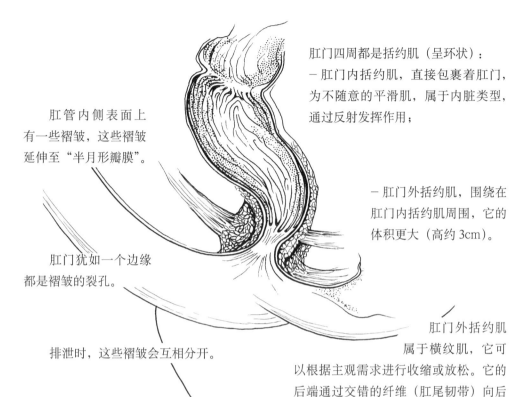

肛管内侧表面上有一些褶皱，这些褶皱延伸至"半月形瓣膜"。

肛门犹如一个边缘都是褶皱的裂孔。

排泄时，这些褶皱会互相分开。

肛门四周都是括约肌（呈环状）：

－肛门内括约肌，直接包裹着肛门，为不随意的平滑肌，属于内脏类型，通过反射发挥作用；

－肛门外括约肌，围绕在肛门内括约肌周围，它的体积更大（高约 3cm）。

肛门外括约肌属于横纹肌，它可以根据主观需求进行收缩或放松。它的后端通过交错的纤维（肛尾韧带）向后延伸，附着在尾骨上。它向前伸展，接近会阴中心腱。

肛门上端与肛提肌底相交（第 29 页）。肛门外括约肌附着在肛提肌纤维上。

这一相交的部位称为肛肠角。

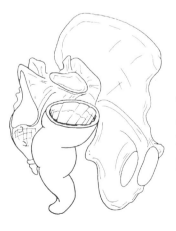

在这一部位，肛门的走向与直肠方向开始不同，肛门开始向后下方倾斜。

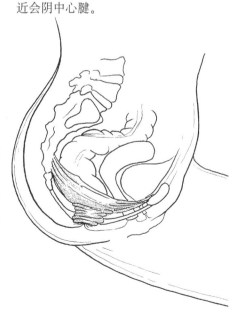

49

直肠和肛门在小骨盆中的固定

得益于一些被动的、具有支撑功能的组成部分

直肠延伸自大肠，表面覆盖着一层腹膜且附着在腹膜上。

腹膜表面形成了一些褶皱：
－直肠后褶皱，位于后部；
－直肠侧褶皱，位于两侧；
－直肠子宫陷凹（又称为道格拉斯腔），位于前部。

直肠底端两侧边缘为"骶骨－直肠－子宫－膀胱－耻骨"纤维带。

得益于一些主动的、肌肉型组成部分

直肠沿着肛提肌最外部的肌束伸展。肛提肌支撑着直肠，但直肠并没有附着在直肠的肌纤维上，所以直肠的体积可以发生变化。

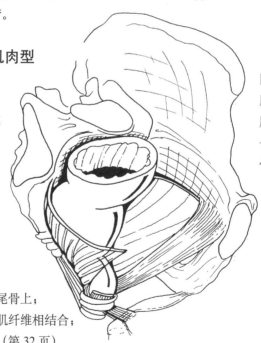

肛管是最固定的：它的肌纤维与肛提肌的肌纤维混合在一起（耻骨直肠肌束）。

底端的肛门外括约肌：
－后部通过肛尾韧带附着在尾骨上；
－其上部肌纤维与肛提肌的肌纤维相结合；
－前部附着在会阴中心腱上（第32页）。

正是因为这样，直肠脱垂后，肛管和肛门的位置仍是固定不变的。

排便

和排尿一样（第40页），排便这一行为既是反射性的，也是主动的。

当直肠内部充盈时，感觉受体被激活（人体将感受到有去厕所的"需要"），因而会产生反射反应：直肠壁上的肌肉会收缩，肛门括约肌（非主动的）会放松。粪便会逐渐向下移动至直肠的最底端，以便从体内被排出。

此时可能会出现两种不同的情况。

第一种情况是，如果无法立即排便，就需要抑制这一需求。

人体在意识的驱使下，通过两种肌肉来抑制排便：肛门外括约肌收缩；肛提肌收缩（尤其是它的耻骨直肠肌）。

这使肛肠角增大，像是肛门被一根带子扎紧后发生剧烈弯曲且被向前拉伸一样，肛门因而变得扁平且弯曲。

重点：需要排便的感受会消失。

之后当直肠充盈程度更高时，这种感受会再次出现。

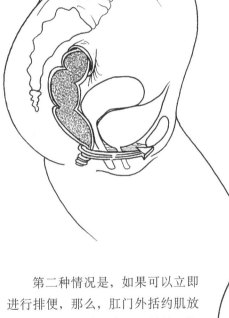

第二种情况是，如果可以立即进行排便，那么，肛门外括约肌放松，肛提肌的耻骨直肠肌放松，肛肠角消失。此时直肠和肛门几乎呈直线，肛门不再是扁平的，而是被打开的。

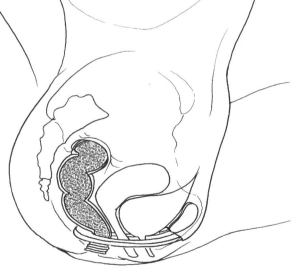

这一系统是反射性的（受副交感神经系统支配），且需要感觉和肌肉主动回应或被动回应之间恰如其分的运转。保护好这一系统是很重要的，当生活方式干扰（频繁地或长时间抑制排便，第128～131页）这一系统正常运转时应尽力使这一系统恢复正常。

盆底周围的肌肉

当我们想要找到盆底肌收缩的感觉时，首先体验到的经常是盆底周围肌肉的收缩感觉。盆底周围的肌肉分别为：

◆ 髋部深层肌；

◆ 臀大肌；

◆ 内收肌；

◆ 腹底肌。

在练习中，这些肌肉通常和盆底肌同时收缩，甚至可能代替盆底肌进行收缩。

原因何在？因为盆底周围的肌肉尺寸更大，且在日常生活中经常发挥作用。因而很容易将这些肌肉的收缩和盆底肌的收缩相混淆。

不过，这影响不大，除非完全阻碍了严格意义上对盆底肌的感知。因而认识了解这些肌肉并明确这些肌肉收缩的位置也是很重要的：

◆ 以便将这些肌肉和盆底肌区分开；

◆ 以便学习在多种情形下如何让这些肌肉在部分或所有盆底肌运转的同时发挥作用。

本章节将涉及膈肌，虽然膈肌所处位置离骨盆较远，然而其功能却与盆底密切相关。

髋部深层肌

这些肌肉都始于骨盆上，止于股骨上部大转子的凸起部分。此外，它们都属于髋关节外旋肌。

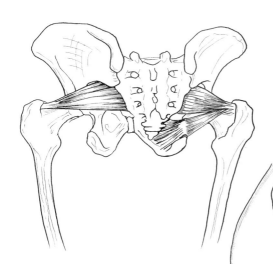

梨状肌

这一肌肉起始于骶骨内侧表面，向前方外部延伸，穿过骨盆，末端附着在股骨上部。它距离直肠很近，且这一肌肉的收缩经常与肛提肌后部肌束的收缩相混淆。

闭孔内肌

这一肌肉起始于小骨盆内部，封闭了闭孔，穿过骨盆，向股骨延伸，闭孔内肌弯曲之前的部分距盆底肌非常近。

为了使闭孔内肌"不参与运动"，通常可以采用双腿交叉的姿势（第57页左下角图示）。

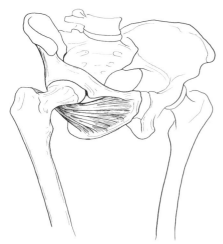

闭孔外肌

这一肌肉的起始部分同样紧挨着闭孔，但位于骨盆的另一侧（骨盆外部）。之后，闭孔外肌向股骨延伸。它距深层内收肌很近，且它的收缩经常与盆底前部肌肉的收缩相混淆。

可以将这两者区分开的姿势与第57页介绍的姿势几乎是一样的。

臀大肌

臀部肌肉共有 3 种，位于骨盆两侧和后部。臀中肌位于骨盆两侧，臀小肌位于两侧偏前的位置。因为这些肌肉不易与盆底肌相混淆，也就是说它们与盆底肌的差异明显，所以无须详细介绍这些肌肉。

第 3 种肌肉更广为人知，即臀大肌。臀大肌也是臀部肌肉中尺寸最大且最浅层的肌肉。

臀大肌起始于骶骨和尾骨上，末端位于股骨上部及一个被称为阔筋膜的纤维带上。

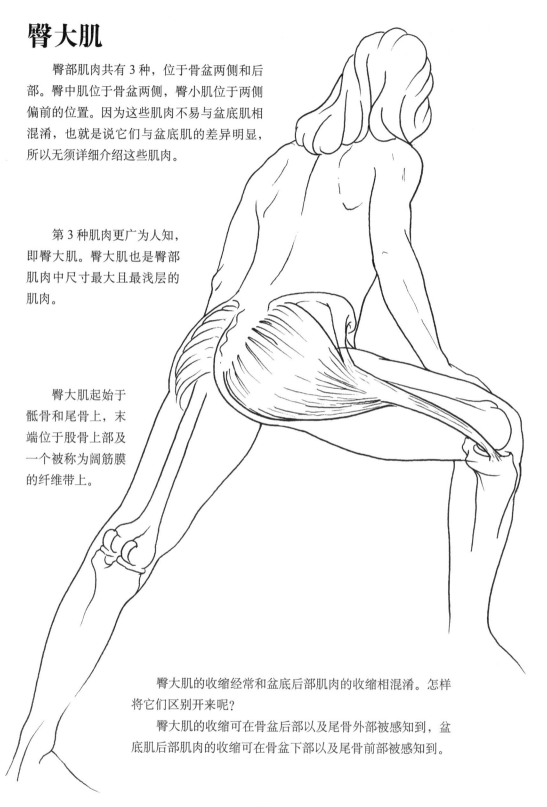

臀大肌的收缩经常和盆底后部肌肉的收缩相混淆。怎样将它们区别开来呢？

臀大肌的收缩可在骨盆后部以及尾骨外部被感知到，盆底肌后部肌肉的收缩可在骨盆下部以及尾骨前部被感知到。

用于区分盆底后部肌肉和臀大肌的姿势

锻炼盆底后部肌肉（肛提肌后部肌束、肛门括约肌、直肠肌）的过程中，起初让臀大肌"不参与运动"是有益的：

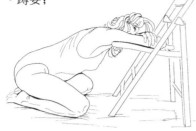
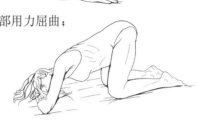

— 通过腿部大幅度屈曲，例如：

· 蹲姿；

· 仰卧，腿部用力屈曲；

· 坐姿，腿部用力屈曲；

· 下肢屈曲，身体向前伸展，等等；

— 或者，通过腿部内旋：膝盖向内旋转；

— 或者通过膝盖交叉（这会引起髋关节内收）。

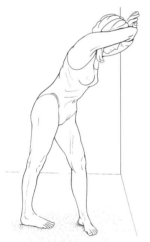

这会使得臀大肌的运动更为"不便"，且更易感知盆底后部肌肉的活动。

当能够明确感知盆底后部肌肉的收缩后，我们可以采用与上述姿势相反的姿势来活动这些肌肉，这将更具有挑战性。因为在相反的姿势中，盆底后部肌肉的收缩更难被区分开来，例如：

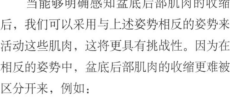

— 髋部伸展；

— 腿部向前打开。

妊娠期臀大肌的活动

妊娠期间，由于激素的特殊作用，骨盆的关节变得更加灵活，有时甚至可能过于灵活（第18页）。因此，骨盆的稳定性可能会减弱（孕妇会感觉她的骨盆"撑不住"）且产生疼痛。然而，由于臀大肌横跨骶髂关节，所以它可以通过调节肌肉紧张度来"稳定"骨盆。后面将介绍一些强化练习（第114～115页）。

内收肌

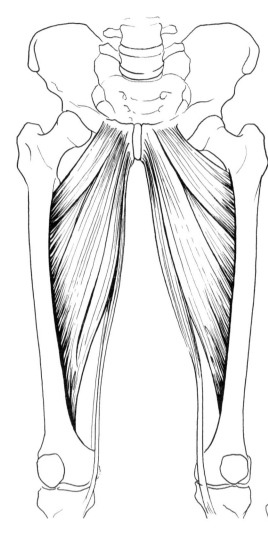

内收肌位于大腿内部。其分为 5 种，这 5 种肌肉长度逐渐增加，一个接一个搭叠在一起。

其中 3 种尺寸较小，位于上部，起始于耻骨末端，止于股骨上部：

◆ 耻骨肌；

◆ 短收肌；

◆ 长收肌。

2 种较长的内收肌一直向下延伸，越过膝盖，末端附着在胫骨上：

◆ 大收肌；

◆ 股薄肌。

这些肌肉可以拉近两大腿之间的距离。

最易与盆底前部肌肉收缩相混淆的是 3 种尺寸较小的、接近骨盆的肌肉的收缩。

内收肌收缩的感觉位于大腿内部，而不是位于骨盆底端。

对于分娩当天而言，这些肌肉的柔韧度很重要，足够柔韧的肌肉才能够毫不费力地做出腿部打开的姿势。

用于感知、强化内收肌且增强其柔韧度的练习见第 116 页。

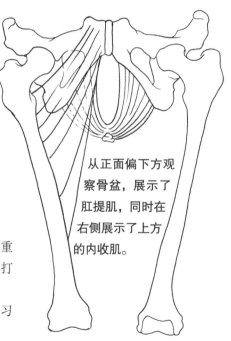

从正面偏下方观察骨盆，展示了肛提肌，同时在右侧展示了上方的内收肌。

如何将它们区分开

盆底运动的过程中，如何区分内收肌与盆底前部的以下两部分：

－肛提肌底前部；

－尿道括约肌。

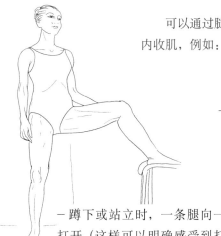

可以通过腿部打开的姿势来拉伸内收肌，例如：

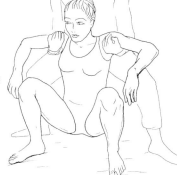

－双腿分开蹲下来；

－蹲下或站立时，一条腿向一侧打开（这样可以明确感受到打开那一侧的肌肉收缩）；

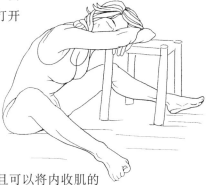

－坐于地面上，双腿打开。

这样使得内收肌的收缩"更难"，且可以将内收肌的活动与盆底前部肌肉的活动区别开来。

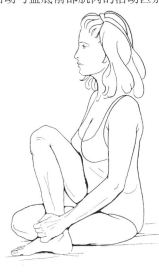

起初阶段应避免采取双腿并拢且腿部稍稍屈曲的姿势，这种姿势使内收肌的收缩更容易，也更难区分内收肌与盆底前部肌肉。

之后，当我们完全能够将内收肌与盆底前部肌肉区分开后，我们就可以有意识地采用上一段中提及的日常生活中常见的姿势。在姿势不利于将内收肌与盆底前部肌肉区分开的情况下努力练习将它们"区分"出来。

腹肌

我们所谓的腹肌，是指那些分布在肋部与骨盆之间的肌肉。这里澄清一些误解：

◆ 腹部不完全与腹肌的区域相对应，腹肌区域的上端位于肋部之下；

◆ 腹肌不仅仅位于腹前部，腹部两侧甚至腹后部也分布着腹肌。

腹直肌

它只分布于腹前部：通过长长的肌纤维自胸腔（胸骨）前端一直延伸至耻骨，非常易识别。

其底端肌纤维与盆底前部肌肉非常接近：在所有腹肌之中，经常与盆底前部肌肉的收缩相混淆的正是腹直肌底端肌纤维的收缩。

躯干两侧覆盖着 3 层腹肌。这些腹肌都自肋部延伸至骨盆，后部附着在腰椎上，前部附着在宽大的筋膜上。

腹横肌

位于最深层，它的肌纤维是水平排列的；因而它的收缩会引起腹部直径的缩小，就像收紧一条腰带一样。当深呼气时，腹横肌会发挥作用。

当深呼气、打喷嚏、咳嗽时，我们在腰部两侧可以感受到腹横肌的活动。

腹外斜肌和腹内斜肌

它们是位于腹横肌上的**两层肌肉**，其肌纤维相互交叉。

这两种肌肉都在呼气中使腹部收缩。此外，它们还可以通过扭转胸腔或骨盆，或者使胸腔朝骨盆倾斜，以调动躯干。

妊娠期间，腹肌被大幅度拉伸，所以分娩后需要收紧腹肌，这一训练需要遵循一定的原则（第 110 页和第 145 页）。

分娩过程中，腹肌会发挥多种作用（第 62 ~ 64 页）。

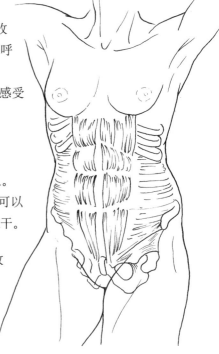

58

对腹肌以及盆底的强化

当所有腹肌整体收缩时，也就是整个腹部收缩时，腰部被强烈收紧。

然而，事实上腹部是无法被整体压缩的（整个腹部可以比作一个水袋）。

所以腰部缩减的体积一定转移到了身体的其他部位：

◆ 可能转移到上方：腰部缩减的体积转移到胸腔，例如为了做一个深呼气来排空肺部；

◆ 可能转移到底端：腰部缩减的体积转移到盆底，例如在分娩时；

◆ 可能部分转移到上方，同时部分转移到底端。这种情况是最为常见的。

当做一些练习来强化腹肌时，可能会对盆底产生很强的压力，尤其当锻炼肌肉是为追求沙漏形体型时，也就是说尤其强调腰围的缩小，而不优先考虑下腹部的肌肉张力。

然而，盆底并不总是能够承受腰部缩减体积的转移，尤其当盆底脆弱的时候：

◆ 妊娠期间；

◆ 分娩后的几周内，特别是盆底受到损伤（会阴撕裂、会阴切开……）或盆底有瘢痕时；

◆ 盆底肌紧张度较低时；

◆ 脱垂的情况下。

在所有这些情况下，当腹部的强化练习对躯干底部产生压力，或使下腹部或盆底隆起，都将对盆底不利。

所以对腹肌的强化练习应从收缩盆底开始，之后再收缩腹肌。

见实用练习部分第 110 ～ 113 页针对这些肌肉的内容。

见指导部分第 139 ～ 146 页关于妊娠期和分娩的内容。

59

膈肌

盆膈有时被称为**底部的膈肌**或**第二个膈肌**，这是为了与位于上部的、与胸腔和腹部相连的、被称为膈肌的大块肌肉做对比。膈肌呈穹顶状，其顶部由白色的腱膜（不可收缩）构成，称为中心腱。

放射状的肌纤维自中心腱处向外延伸，末端附着在胸腔内侧表面、胸骨、肋骨以及腰椎上。

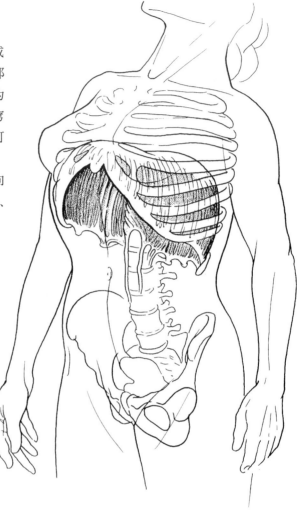

膈肌通常在呼吸中发挥功能：它是最主要的吸气肌。

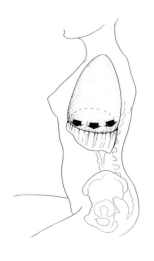

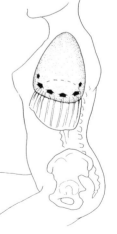

它的功能是复杂的，此处将对此做简单介绍。

当膈肌周围的肌纤维收缩时，中心腱下沉。这使肺部向下扩大。被拉伸的肺部中被空气填满：这就是吸气。

呼气过程中则相反，膈肌上移，与此同时，肺部回归到它原来的大小。

膈肌上端呈向上隆起、向下凹陷的形状，而盆膈呈向下隆起、向上凹的形状。

位于这两者之间的器官大部分都被包裹在一个称为腹膜的"囊"中。

因而这"两个膈肌"位于腹"囊"的两极，（从机械原理来说）腹"囊"类似于一个水袋。这"两个膈肌"可以移动这个囊，或者改变它的形状。

虽然这两种肌肉相距一定的距离，它们的运转却是密切相关的。

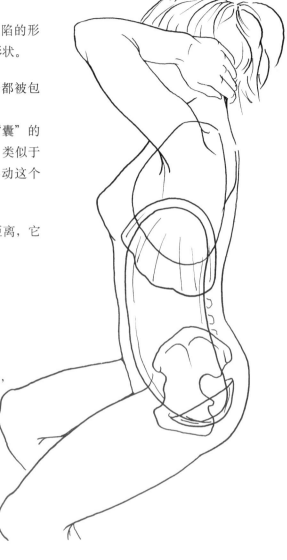

膈肌与娩出

膈肌的作用不仅仅是为了呼吸，它同时还有其他多种功能（例如，消化、循环、咳嗽、发声……）。

膈肌除了发挥这些功能以外，还可以与其他腹肌协同合作以促进下列排出行为：

◆ 排便；

◆ 排尿；

◆ 分娩。在分娩的最后阶段，膈肌会发挥其不同寻常的功能。

我们将详细分析膈肌在分娩的最后阶段是怎样发挥作用的。

分娩的最后阶段准确来说被称为娩出（第 75 页）。

产妇在胎儿娩出时会有特别不同的感受，娩出与子宫颈的扩张相关；"向外推的欲望"很强烈，甚至通常是不可抑制的。这种欲望会引起子宫肌肉的强烈收缩。这是一种反射，称为娩出反射，由胎儿对盆底产生压力引起。

（然而，如果子宫充分扩张的情况下我们过于急促地推动产妇自主娩出，则可能不会发生娩出反射；或者在硬膜外麻醉的情况下也可能不会发生娩出反射，因为那时人体应产生的感受已经几乎不存在了。）

首先需要观察分娩最后阶段中促进胎儿娩出的不同作用力。

膈肌，位于顶端，可以向下移动，犹如活塞一样提供推力。

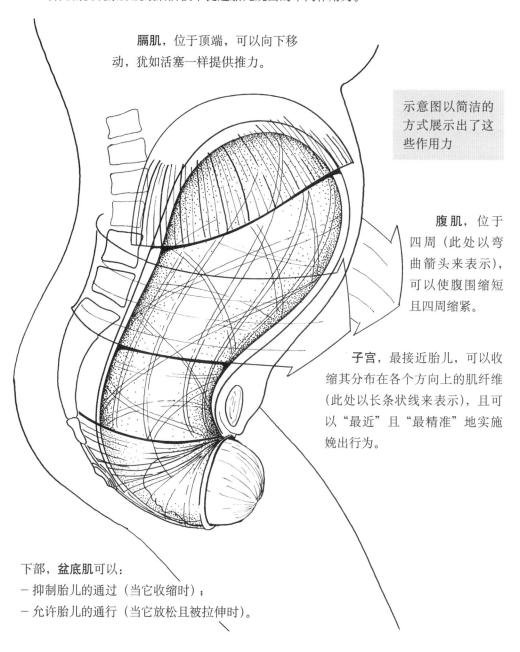

腹肌，位于四周（此处以弯曲箭头来表示），可以使腹围缩短且四周缩紧。

子宫，最接近胎儿，可以收缩其分布在各个方向上的肌纤维（此处以长条状线来表示），且可以"最近"且"最精准"地实施娩出行为。

下部，**盆底肌**可以：
－抑制胎儿的通过（当它收缩时）；
－允许胎儿的通行（当它放松且被拉伸时）。

最后应提到重力。产妇采取不同的分娩姿势，重力可能发挥作用，也可能无法发挥作用：
－图中展示的分娩是在躯干竖直的情况下进行的，重力使胎儿向盆底下降且最终滑出盆底；
－如果将这幅图逆时针转动90°，将躯干放于水平位置，那么重力将不会有助于胎儿的下降，甚至可能会阻碍娩出。

吸气阻断下的推力

膈肌是怎样参与其中并发挥作用的呢？

膈肌下沉，推动腹部整体向下移动；与此同时腹肌发生收缩，使腹围缩短。这两种作用力同时产生，对躯干底部产生极强的压力，人体利用这一压力来完成排出行为（尽管这一压力不一定是必需的）。

娩出（分娩的最后阶段）时，通常需要这一推力，产妇：

◆ 吸气；

◆ 阻断呼吸；

◆ "推"。也就是收缩膈肌和腹肌，这被称为一次吸气阻断下的推力。

这一推力有时在医护人员引导下产生："用力！"

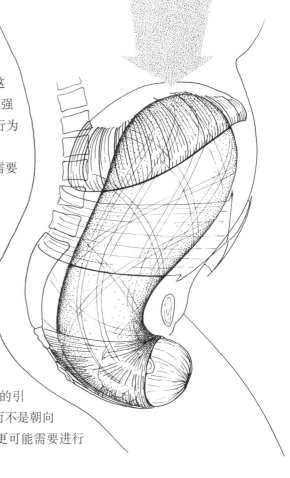

有时我们会听到这样的话："就像排便时一样用力！"

这是错误的，因为这种情况下推力的引导方向不对，是朝着肛门或中心腱的，而不是朝向阴道。这样会更易发生子宫颈撕裂，且更可能需要进行会阴切开术。

这一推力有其优点，也有其弊端。

优点：这种推力对于分娩的最后阶段——娩出，的确是非常有效的，尤其是当胎儿生命处于危急状态时。

弊端：这种推力可能力度过大，对会阴（尤其是对其韧带结构）造成过大压力并使其遭受损伤。这种强烈的推力甚至还可能引起盆底肌肉系统的反射反应，被剧烈拉伸的盆底肌进行收缩以作为回应（而不是为了更好地伸展而进行放松）。盆底肌因而面临着受到损伤和被撕裂的风险。这就是为什么我们通常建议产妇在分娩的第二阶段会阴扩张时停止继续使用这种推力。这样可以避免浅层肌发生撕裂，但不一定可以避免深层韧带的撕裂。

呼气下的推力

膈肌不参与其中。

相反，膈肌在娩出过程中也可以"不发挥作用"。如果产妇通过小幅度的呼气来分娩（这一过程可能会持续较长一段时间），肺部便会上移且带动膈肌一起向上移动。

因此，膈肌并没有在娩出过程中发挥作用，引导娩出过程进行的主要是子宫的肌肉，且下腹部的深层肌（腹直肌和腹内斜肌的前底部肌束）也可能促进这一过程的顺利进行。

同样，**这种分娩方式也有其优点和弊端。**

优点：这种推力使盆底肌受到循序渐进的压力，让盆底肌能够更好地放松；子宫推力的方向更加精准，因为这一推力比起膈肌推力来说距胎儿更近，是围绕在胎儿周围的。因此，这股推力能够更好地引导产妇朝向阴道和盆底前部的方向用力，以免出现会阴中心腱撕裂。

弊端：胎儿的生命可能出现危急时刻。这种情况下，吸气阻断下的推力能够让胎儿尽快娩出。因为子宫可能力量不够，尤其是在产妇疲劳的情况下。产妇疲倦可能始于分娩前，也有可能是由分娩引起（比如当产程较长的时候）。在这种情况下，我们可以将子宫的推力和下腹部肌肉的推力结合起来。

盆底的几类运动情况

接下来的内容是对于一些运动的观察，以及分析这些运动在骨骼、关节、肌肉、内脏层面所带来的影响。

实用练习部分会经常参考引用这些分析。

某些情形下盆底承受的腹压增强

这些情形使盆底的所有肌肉都处于**对抗状态（需要进行更强烈的收缩）**，这些肌肉包括：

◆ 盆底肌；

◆ 以及 3 个开口及其括约肌。

根据这些情况产生的不同压力以 1 ～ 4 个加号来标记它们，当产生的压力弱时标记为 (+)，当产生的压力很强时标记为 (++++)。

腹部整体向盆底快速下降的情况可能会发生在：

◆ 跳跃时（++++）；

◆ 奔跑时（+++）；

◆ 快走时（++）。

（这些情况在体育锻炼中很常见，尤其是在高强度体育活动中。这也说明了体育锻炼可对盆底肌肉产生很大的压力。）

腹部整体被挤压的情况可能发生在以下情形中：

◆ 身体下蹲，大腿挤压腹部（第 69 页），当腹部较为丰满时这一挤压力更强（+++）；

◆ 紧身的衣物（腰带、紧身牛仔裤等）会给腹部带来压力，进而影响到盆底（++）；

◆ 过于强健的腹部肌肉（女性肌肉发达，热爱运动）反而可能会对盆底产生挤压，尤其当运动是为了塑造沙漏形体型时，也就是说当腹部，尤其是腰腹部被强化训练时（++）。这就是为什么本书在实用练习部分的第 110 ～ 113 页建议以更合理的练习方式来强化腹肌，以免对盆底造成伤害。

腹肌紧压腹部的同时，膈肌也可能紧紧按压着整个腹部，以便推动向下的排出行为：排尿、分娩、排便（＋ ～ ＋＋＋＋）。

此外，当搬运重物时（＋＋＋），或腿部用力时，如爬楼梯（＋）等情形下，也会使腹部"硬化"。

通过收缩腹肌，可向上推动腹部。

当收缩行为是猛烈的或突然的，产生的一部分压力会向躯干底端"逃离"且压迫盆底。例如：

- ◆ 大声讲话（＋）或叫喊（＋＋）；
- ◆ 用力呼气：吹气球（＋＋＋），吹灭蜡烛（＋＋）；
- ◆ 大笑（＋＋＋）；
- ◆ 咳嗽（这就解释了为什么那些女性慢性咳嗽患者，如慢性支气管炎女性患者，会有一个紧张的盆底，甚至可能紧张过度）（＋＋＋＋）；
- ◆ 呕吐（＋＋＋）；
- ◆ 压力最强的情形：打喷嚏（＋＋＋＋）。

在所有这些情形中：

- ◆ **尿失禁的风险加大；**
- ◆ **器官脱垂的风险增加**（第 80 ～ 83 页）。

然而，如果能够恰当地利用这些情形，就可以促进盆底肌进行强度更大的活动，何况上述情形都是日常生活中经常遇见的（而不仅仅是一些孤立的练习）。因此，这些情形在实用练习部分会作为大强度的练习以及"协调－整合"练习出现。

然而，如果已经存在尿失禁或器官脱垂等病理现象，则不应盲目进行这些练习，因为这些练习可能会加重病情。在这些情况下，应首先听取医生意见。

蹲坐姿势

这一姿势对分娩的某些阶段是有益的。至于对盆底以及某些内脏运转的影响，我们将详细分析。

这一姿势对骨盆的影响：大腿（髋部）的大幅度屈曲使髋骨大幅度后倾。

为了使身体保持平衡，躯干向前弯曲。

这一姿势使躯干后部的肌肉处于拉伸状态，这些肌肉使骶骨固定于躯干后部，避免骶骨随着髋骨活动而活动。

坐骨向前移动，而尾骨向后移动。

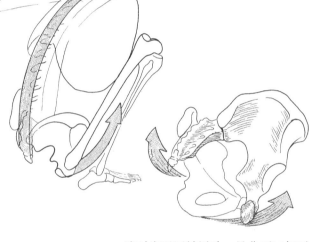

这对应于回转运动：骨盆下口打开。

这一姿势对盆底的影响：它使盆底自前向后处于紧绷状态，皮肤以及肌筋膜层被拉伸。

这一姿势有利于精确地感知盆底这一区域（见实用练习部分第 104 页），且有利于强化肌肉组织，因为肌肉在被拉伸时反射性地收缩。

这一姿势对腹部整体的影响：
在大腿的挤压下腹部被向后推，部分腹部上移，部分腹部下移，压迫盆底。

这有助于使盆底的肌肉处于对抗状态（见实用练习部分第 104 页）。

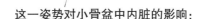

这一姿势对小骨盆中内脏的影响：
－膀胱被腹部挤压，尿道被拉伸，有排尿的倾向；

－阴道打开，有利于分娩时的娩出；

－直肠被腹压影响，自后向前发生形变。

此外，会阴后部被拉伸，腹部向后压迫。这些都会激发排便反射。

然而，在实践中，许多女性都难以完成这一姿势。它需要髋关节、膝关节、踝关节的大幅度屈曲。无法实现相应的屈曲幅度则无法保持这一姿势。

为此，我们经常会踮起脚尖来让身体前倾。但这种情况下更难保持身体平衡。

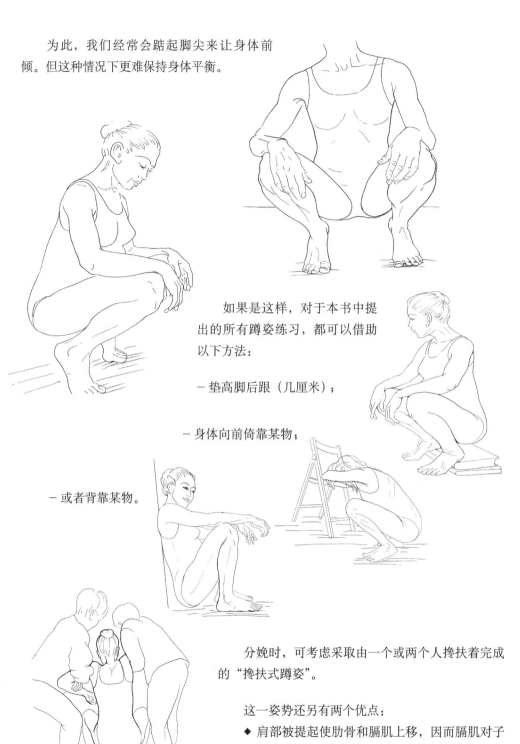

如果是这样，对于本书中提出的所有蹲姿练习，都可以借助以下方法：

－垫高脚后跟（几厘米）；

－身体向前倚靠某物；

－或者背靠某物。

分娩时，可考虑采取由一个或两个人搀扶着完成的"搀扶式蹲姿"。

这一姿势还另有两个优点：

◆ 肩部被提起使肋骨和膈肌上移，因而膈肌对子宫的压力会减小；

◆ 身体悬挂，双腿受到的压迫减小，有利于静脉血液循环。

大腿的姿势改变

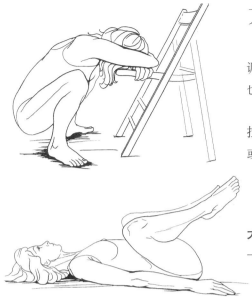

在分娩当天，通过改变大腿的姿势，可以调整髋关节屈曲的角度，韧带和肌肉的紧张度也随之变化。

在这一过程中，不同的韧带或肌肉被依次拉紧，这些韧带或肌肉将牵拉髋骨并使其向前或向后倾斜。

大腿高度屈曲：

－髋关节的韧带和肌肉紧张，造成髋骨后倾；

－同时造成坐骨前移，骨盆下口打开（对分娩阶段的娩出过程有益）。

大腿伸展：
髋骨被牵拉前倾。

大腿适度屈曲：

－后部韧带和肌肉处于放松状态；
－前部韧带和肌肉处于放松状态。
髋骨从前倾或后倾的状态中脱离出来。

然而，仰卧在地面上时，骶骨无法前倾，它受限于地面的支撑，只有髋骨在移动，做反转运动。

71

有利于分娩和盆底运动的体位示例

　　这里展示的体位在许多方面都对分娩有利。这些体位同样对盆底运动有利，在掌握实用练习部分的内容之后，可以采用这些体位以适应不同的运动情形。

　　对每一种姿势的观察都从以下几方面出发，从中得出简要结论。

　　骨盆会受到影响而发生前倾或后倾吗？

　　骨盆前倾或后倾时依旧能够自由活动吗？

　　骨盆的骨骼会因受到影响而进行回转运动或反转运动吗？

　　这些骨骼在回转运动或反转运动中还能够自由活动吗？

　　分娩过程中，重力是否会影响胎儿的下降及娩出？盆底运动过程中，重力会增加对盆底的压力吗（重力＋）？还是会减小对盆底的压力（重力－）？

仰卧（重力－）

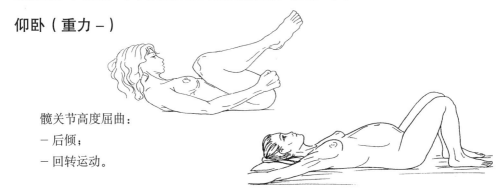

髋关节高度屈曲：

－后倾；

－回转运动。

髋关节适度屈曲：前倾／后倾。

侧卧（重力－）

髋关节适度屈曲：

－前倾／后倾；

－回转运动／反转运动。

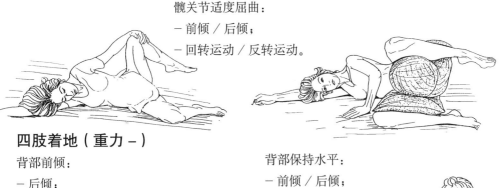

四肢着地（重力－）

背部前倾：

－后倾；

－回转运动。

背部保持水平：

－前倾／后倾；

－回转运动／反转运动。

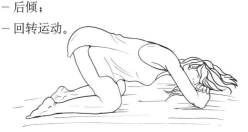

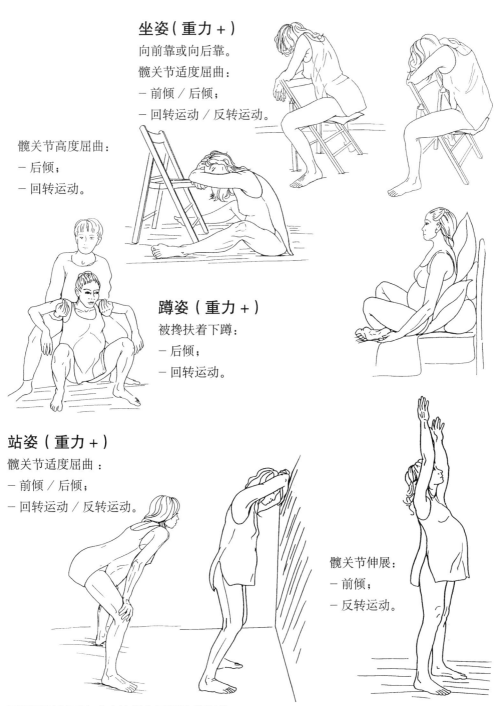

坐姿（重力＋）

向前靠或向后靠。

髋关节适度屈曲：

－ 前倾／后倾；

－ 回转运动／反转运动。

髋关节高度屈曲：

－ 后倾；

－ 回转运动。

蹲姿（重力＋）

被搀扶着下蹲：

－ 后倾；

－ 回转运动。

站姿（重力＋）

髋关节适度屈曲：

－ 前倾／后倾；

－ 回转运动／反转运动。

髋关节伸展：

－ 前倾；

－ 反转运动。

可以通过以下方式来认识和了解这些姿势：

◆ 亲自实践这些姿势（在妊娠期间做盆底练习时）；

◆ 从解剖学角度了解它们对骨盆及内脏的影响。

这使得以后可以选择最合适的姿势来适应不同的分娩阶段或盆底运动。

盆底与分娩

　　分娩是胎儿从母体中娩出的过程。在这一过程中，胎儿显然受到极大的关注。但分娩的最后阶段，也就是说娩出时，产妇的盆底经受着一个或大或小的考验。

　　因此，我们接下来将简要介绍一下整个分娩过程，而且将尤其关注有关盆底的方面。

分娩的两个阶段

第一阶段，即扩张阶段：子宫会发生特征明显的收缩。这种收缩是有节奏的、有规律的，且越来越强烈，每两次收缩之间有完整的停顿时间，且随着产程的进展，停顿的时间越来越短。

最初是子宫底部开始收缩，然后逐步发展至子宫颈。子宫颈起初呈粗厚且闭合的状态。

子宫收缩让子宫颈逐渐扩张直至消失，因而子宫便与阴道相连，此时阴道也处于扩张状态。这一过程可能耗费 1 小时，也可能耗费数小时。

子宫收缩推动胎儿下降，胎儿穿过骨盆上口，进入小骨盆（第 9 页和第 11 页）中：这时我们常说胎儿"入盆"了。

"入盆"这一词在分娩阶段指的是胎儿进入骨盆腔的骨质通道（第 15 页）中。这与妊娠晚期所说的"入盆"不同，后者指的是胎儿通过倒转的方式向骨盆靠近。

如果最先"入盆"的是胎儿的头部，头部会进行旋转来调整方向，以适应小骨盆的直径（第 16 ~ 17 页），之后头部依次经过骨盆中口及骨盆下口。

最后，头部会抵达最后一个需要穿过的通道：会阴。

这就是分娩的**第二阶段**，称为娩出。

头部对盆底的压力引起子宫的反射性收缩，这被称为娩出反射。产妇会感受到"向外推的欲望"，子宫的收缩也变得几乎难以抑制。

头部带来的压力以及子宫收缩导致会阴扩张，这一扩张分两部分进行：首先后部扩张，然后前部扩张。这是胎儿产出前的最后一个步骤，将在下文详细说明。

娩出阶段会阴如何扩张

起初，胎儿顺着骶骨的方向（向后倾斜）下降。

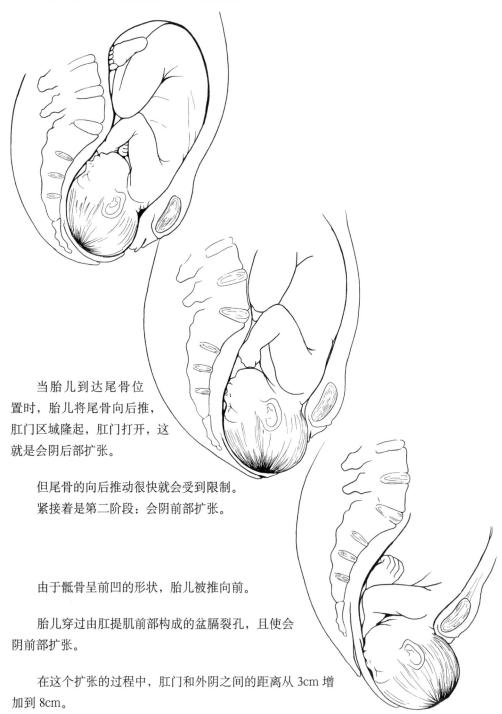

当胎儿到达尾骨位置时，胎儿将尾骨向后推，肛门区域隆起，肛门打开，这就是会阴后部扩张。

但尾骨的向后推动很快就会受到限制。
紧接着是第二阶段：会阴前部扩张。

由于骶骨呈前凹的形状，胎儿被推向前。

胎儿穿过由肛提肌前部构成的盆膈裂孔，且使会阴前部扩张。

在这个扩张的过程中，肛门和外阴之间的距离从 3cm 增加到 8cm。

胎先露

分娩期间胎儿最先进入骨盆上口的部分被称为胎先露。
最常见的胎先露是头先露，也就是胎儿头部最先露出。
较少见的是：

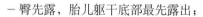

－臀先露，胎儿躯干底部最先露出；

－肩先露，这种情况无法实现自然分娩。

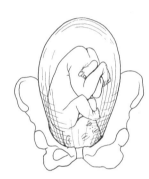

这三种胎先露的形式还各自存在一些
变式。尤其是在头先露中，胎儿头部
进入的情况有两种：

－脸部朝向骶骨（右上图所示）；

－或者脸部朝向耻骨。

后一种情况会造成不便：在娩出
时，到达会阴的是头部最大的部分。这
对胎儿以及产妇来说都将是很大的挑战，因
为会阴将更加膨出。

然而，在妊娠晚期（妊娠 9 个月时），孕
妇可以通过体位来影响胎儿最终的位置
以及胎儿"进入"骨盆的方式。

从图中可以看出，当身体呈前倾姿势时，胎儿发生
转动，像仰卧在吊床中一样躺在母亲的子宫中（此时胎儿
的脸部朝向母体的背部）。

当胎儿产出时，脸部朝向骶骨，因而枕部先露出外阴。
这种情况是最顺利的。

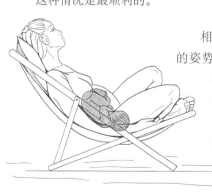

相反，当身体呈向后倾斜
的姿势时（背部伸展仰卧或
躺在扶手椅上），胎儿
会背对着母体的背部
转动，而脸部朝向母体腹部。因而娩出时胎儿倾向将
脸部朝向耻骨，前额朝向外阴；或者，胎儿必须通过
大幅度旋转来使枕部朝向外阴。这种情况
是较为不利的。

分娩时盆底可能受伤

这可能取决于分娩的次数、胎儿的体重，尤其取决于胎儿出生的方式：

◆ 胎儿出生得过快或者娩出时间过长；

◆ 阻断式吸气下猛烈而频繁的推动——数量超过8次（第63页），未利用娩出反射（第75页）；

◆ 用手按压子宫。

这些因素，尤其当这些因素叠加时，会阻碍"会阴的扩张"，并导致会阴撕裂甚至严重损伤。

如果施行会阴切开术过晚或者切口过小，实际上都不会改变盆底受到损伤这一结果。

因此，在分娩的最后阶段（"娩出"），对产妇来说适时停止用力向下推是很重要的。

而对于助产士来说，做到以下几点很重要：

◆ 保护会阴；

◆ 通过协助胎儿头部屈曲来促进娩出；

◆ 根据情况及时判断是否需要施行会阴切开术。

可能受到损伤的部位有：

◆ 韧带：子宫圆韧带、子宫骶韧带，在妊娠期间这些韧带已经处于拉伸状态（第47页）；

◆ 附着面：例如，位于膀胱和阴道之间的 Halban 筋膜（第38页）；

◆ 筋膜面：尿生殖膈（第27页和第44页）；

◆ 肌肉：括约肌可能会在胎儿头部的挤压下被"损伤"，或者盆底肌可能被撕裂，尤其是肛提肌的耻骨直肠肌束（第30页）；

◆ 会阴中心腱（第32页）。

小骨盆内常见的几种疾病

小骨盆内的疾病种类繁多,因为它们涉及 3 个不同的内脏系统:泌尿系统、生殖系统和消化系统。

接下来的内容将介绍小骨盆内常见的静态的以及突然而至的影响其正常运转的功能障碍。

注意:接下来的介绍只是一般的信息概述,仅供参考。它们是简明扼要的,在任何情况下都不得用于诊断,诊断属于医务人员的职权范畴。

在患有这些疾病的情况下,本书提供的某些实用练习对身体是有益的。然而,在进行练习前,应先咨询医生。

此处提到的小骨盆的功能障碍共分为 3 类:

◆ 无法抑制排尿或排便,或者与之相反,过度抑制排尿或排便:这属于节制力方面的功能障碍;

◆ 与小骨盆中内脏的稳定性有关的功能障碍,小骨盆中内脏可能脱离其原有位置且向开口靠近,这被称为内脏脱垂;

◆ 有些功能障碍涉及感觉和不同内脏反射运动反应之间的混乱。

这 3 类障碍可能同时发生,也可能互为因果。

尿失禁

尿失禁意味着不能在需要的时候抑制尿液的排出。导致这种情况的原因有多种，且尿失禁也有多种形式。

以下是两种最常见的情况。

压力性尿失禁

压力性尿失禁是指，当腹压增加的情况下（这些情况在第 66 页中介绍过），出现尿液不自主溢出的现象。

无论膀胱充盈的程度如何，这种尿失禁都会发生，不过当膀胱充盈时，情况会更糟。

这种尿失禁的发生通常是因为具有支撑功能的肌肉缺乏足够的力量，比如说尿道括约肌。妊娠晚期以及分娩后的几周内可能会频繁发生压力性尿失禁，一般这种情况持续一段时间之后会消失；但在更年期，激素的变化会引起肌肉力量的削弱，进而导致压力性尿失禁可能会再次发生。由于生活状态不同，某些女性更易遭受压力性尿失禁及情况逐渐加重的威胁：例如，患有慢性咳嗽（慢性支气管炎）的女性，或某些从事高强度运动的女性运动员。事实上，许多运动（跑步、跳跃等）会引起会阴所承受的腹压剧烈、快速和反复的变化（第 66 页）。

如果当你腹部用力时抑制不住尿液，你可以尝试用几周的时间来进行盆底肌的收缩与强化练习（第 100 ～ 109 页），以及与膀胱和尿道有关的练习（第 118 ～ 123 页）。

如果之后情况还没有改善，就要考虑除肌肉力量薄弱之外的其他因素。因而需要更彻底的医学诊断，以及在物理治疗师或助产士的帮助下进行更专业的治疗。

在分娩后的产褥期，需要检查盆底的状况，并可能接受专门的治疗，以预防未来出现尿失禁的风险。

膀胱不稳定性尿失禁

在第 40 页已提到过，排尿是一种无意识的反射性的行为，包括膀胱肌肉的收缩——由膀胱内的尿液达到一定容量后出现的排尿需求引发。一位成人体内膀胱的尿容量达到约 200ml 时会出现初始排尿感觉，当达到 400 ～ 500ml 时这种需求会变得"强烈"。

有时候，当尿容量达到 150 ～ 200ml 时就会出现强烈的排尿感觉，这种感觉可能是急迫的，甚至可能是痛苦的，膀胱会快速且频繁地收缩，这种现象被称为膀胱过度活动，或者膀胱不稳定。这可能导致排尿异常，根据尿道（外）括约肌的反应，可将这种排尿异常分为以下多种类型。

尿道括约肌充分收缩：会频繁产生排尿需求，但排尿节制是有保障的。这被称为尿急。

尿道括约肌收缩力度不足，只部分保证了排尿节制：这被称为急需排尿。

尿道括约肌不再收缩：因而为非自主排尿。

这种情况常发生在老年人身上（衰老影响了神经系统的运转），但同样也可能发生在年轻人身上。这种尿失禁主要与排尿反射紊乱有关。

然而，值得注意的是，尿急、急需排尿、非自主排尿也可能是由膀胱过度活动以外的原因引起的，这里不再详细说明。

如果你频繁感受到急切的排尿需求，可以尝试进行针对膀胱和尿道的练习（第118～123页），尤其是那些（重新）建立感觉的练习。这些练习可能有助于重建排尿反射回路。如果这些练习并没有改善你的状况，那么你需要更准确的诊断和治疗。

尿潴留

正常情况下，排尿后膀胱被完全排空。然而，有时候，膀胱并没有完全排空或排出量很少，与此同时肾脏产生的尿液继续通过输尿管抵达膀胱。导致这一情况的原因有很多，例如，膀胱无张力、压力感知障碍、习惯性抑制排泄、尿道机械性梗阻（结石、尿道狭窄、恶性肿瘤等）。

这种情况下，膀胱会与阻力相抵抗，使得膀胱肌肌壁增厚：这就是所谓的应力性膀胱。

阴道口异常张开

阴道可能是松弛或无张力的，因而小阴唇分开（正常情况下它们是相合的）、阴道口异常张开。这种情况下可能产生阴吹（空气停留在阴道内，并在压迫阴道的活动中被排出而产生的杂音）。在淋浴时水也可能滞留在阴道内，这会导致淋浴后有水从阴道流出。

对于以上这些情况，可以尝试进行针对阴道的练习（第124～126页）。

阴道痉挛

相反，阴道也可能会过度收缩，有时可能会影响性生活，甚至带来痛苦：性交疼痛。导致这一情况的原因有多种，比如分娩时的损伤、阴道内黏液分泌不足、心理原因等。

这种情况下可以尝试进行针对阴道的练习（第 124 ~ 126 页），强调收缩之间的放松以及呼吸。

排便失禁

排便失禁是指无法节制粪便的排出。其原因及形式都是多样的。此处将列出最常见的情况：

◆ 直肠容量不足，或者直肠过于频繁地收缩；

◆ 收缩不足，即肛门外括约肌以及束紧肛肠角的盆底肌收缩无力。

后一种情况可能会发生在分娩后。

直肠性便秘

这种便秘发生在结肠的最后一部分：直肠。除其他原因外，它可能是由于直肠松弛或者收缩性差，或括约肌和肛提肌缺乏放松导致的。

排便失禁和直肠性便秘这两种疾病看起来相互对立，而实际上可能密切相关：

◆ 直肠性便秘需要"阻断式吸气"的推力以及膈肌和（或）腹肌的剧烈收缩（第 63 页）；

◆ 这一推力挤压着盆底；

◆ 内脏在这一推力的作用下会下坠，尤其是对直肠来说，会进一步下拉松弛；

◆ 这一推力同样会使具有支撑功能的肌肉以及括约肌松弛；

◆ 这一推力甚至可以拉伸支配这些肌肉的神经干，导致神经驱动的弱化。

所有这些因素都会导致或加重排便失禁。

通过进行针对直肠和肛门的练习（第 128 ~ 131 页）可以大大改善直肠性便秘。

脱垂

脱垂是指内脏（此处指小骨盆中的内脏）因固定方式的松弛或损坏而完全或部分从正常位置下垂脱出的现象。

阴道可能会下降，阴道壁向下伸展，这被称为**阴道膨出**。

子宫沿阴道下降，子宫颈可达到尾骨的水平，这被称为子宫脱垂；当子宫下降至脱出于外阴时，便形成了**子宫疝**。

子宫向下滑动的过程中可能会影响膀胱，使膀胱向阴道前壁膨出，这被称为**膀胱膨出**。

直肠同样也可能会滑入阴道，使阴道后壁隆起，这被称为**直肠膨出**。

腹膜（直肠子宫陷凹区域）滑入阴道，同样使阴道后壁隆起，这被称为**阴道疝**。

后面三种情况中，膀胱、直肠、腹膜的下降程度可能各不相同，可以是很小、较大或很大，直至脱出阴道口。

这些不同的脱垂现象可能同时发生。

起初这些脱垂使人感觉阴道沉重、外阴张开，这些感觉在腹部高压（第 66 页）的情况下变得更加强烈。如果你察觉到这些感觉，应该立即咨询医生。

直肠也可能从肛门向外滑出，导致：

◆ 肛门黏膜发生位移，这被称为**黏膜脱垂**；

◆ 或者，直肠壁或肛门壁发生位移，这被称为**肛门直肠脱垂**。

脱垂的治疗因脱垂的程度而异。治疗应坚持以医学诊断为基础，且遵医嘱进行。

一些轻微的脱垂情况可以通过本书建议的练习来得到稳定，尤其是通过呼吸为内脏减压的练习（第 132 页）以及所有强化盆底肌的练习（第 100 ~ 109 页），应避免那些对抗性的、会对盆底带来极大压力的练习。

物理治疗师也可以用这些练习对病人进行更精准、更密集的康复训练。

此外，也可以考虑在病人体内安置一个子宫托：这是一个柔软的环状物，围绕在子宫颈周围，阻止其进一步下降。

不过，针对那些非常严重的脱垂情况，其治疗方法通常是通过外科手术。

痔疮

什么是痔疮？

它是直肠壁中的一条静脉，这条静脉发生扩大、曲张，可能在直肠内部突出，也可能在直肠外部突出，导致各种并发症。

女性由于分娩引发第一次痔疮发作是很常见的，或者分娩唤醒或加重了之前的痔疮发作。事实上，在分娩过程中，随着胎儿的逐渐下降，小骨盆内的血管压力逐步上升。娩出阶段中，当胎儿头部拉伸盆底后部时，胎儿头部同样也压迫着整个通道并把一切都向后推至肛门，其中就包括此时位于直肠静脉中的血液。这股强烈的压力持续贯穿于胎儿娩出的整个阶段。

痔疮的治疗属于医生的业务范畴，然而一些健康的生活方式可以起到预防的作用。

在日常生活中以下几点需要避免，尤其是在妊娠期间：

◆ 长时间保持坐姿且腿部不活动，尤其是坐在柔软的座位上；

◆ 沐浴时水温过高或沐浴时间过长；

◆ 便秘。

相反，有些事情应当去做，比如第 100 ～ 109 页以及第 131 页描述的所有用于强化盆底肌的练习都可以促进这一部位的血液循环。建议每天多次重复练习，尤其是当长时间保持坐姿时（例如，搭乘长途汽车、火车、飞机旅行时）。

同样，通过呼吸为小骨盆减压的练习（第 132 ～ 136 页）也是有利的。

实用练习部分

由布朗蒂娜·卡莱–热尔曼构思及编制

重要提示

接下来的实用练习部分将展示一系列的感觉发现练习、功能发现练习以及康复练习。此处不将这些练习称为疗法（尽管这些练习通常可以应用于治疗方案中），而是把它们作为一种健康生活的方式、一门生活的艺术。事实上，如果把这些练习当作疗法，就意味着需要根据不同的病理分析、诊断情况、适应证和禁忌证等情况进行相应的调整，而这并不是本书的主题。

本书中的某些练习可能不适于患有某些疾病的人或者生命中的某些特殊时期。因此，在正式进入练习部分之前，需要首先阅读第 79 ~ 84 页的内容（一些常见疾病）以及与你目前所处的生命阶段有关的指导。

对于患有腰痛、坐骨神经痛、心血管病、癌症、神经疾病以及精神疾病的人（具有这些情况时应提前咨询治疗医生），应注意遵循一些注意事项以及禁忌。

本书中的实用练习是建立于解剖学基础之上的激发身体意识的方法。练习中会经常重复相同的步骤。

回忆并想象正在活动的身体的结构

每一个步骤中，练习建议都会参考前面解剖学章节对应的内容（标注参见解剖学部分的页码）。应该从了解这一部位开始，在能够从自己身上找到并想象它之后，再进行相关的实用练习。

在肌肉活动前使身体感觉更加精细化

每一章节中的第一个练习都是唤醒身体感觉的练习。你将逐渐感觉到骨骼的运动、感觉到深层肌和浅层肌、感觉到不同内脏及其括约肌的运转。你将学会如何识别这些感觉并将其"驯化"。在自己身上建立这"一系列感觉"需要耗费一些时间，无须担心。这段时间不是白费的，之后这"一系列感觉"将是一个可靠的指导，有助于更加精准地进行练习。

发现肌肉活动的多样化特质

在这些练习中，肌肉收缩的目的多种多样：发现之前被忽视的肌肉，探索肌肉的力量，同样还有它的柔韧性，或与之相对的，探索它放松的能力。

肌肉收缩还与身体其他部位的活动或功能有关：比如，呼吸、日常生活行为等。因而这些练习可能会显得反差很大。

将盆底"当地"的活动融入"全身活动"之中

盆底这一区域的体积虽小，但是涉及多种复杂的功能。练习时只将活动聚焦于这一区域是有风险的，这会带来更多的生理及心理紧张，其负面影响要大于其带来的益处。因此，重要的是要从一开始就将盆底的活动融入整个身体活动中。这就是为什么建议精准的局部活动和涉及全身的全面活动要交替进行。

盆底锻炼时应考虑心理背景

这一区域是身体启蒙的地方，对身体的启蒙极大地参与了人们内心世界的构建：括约肌启蒙、性生活、分娩，以及它们所包含的心理含义、情感含义和社会含义。各种情感经历密集地在此地烙下痕迹，比如快乐和（或）痛苦、交往、温柔、评价、接受、鼓励、拒绝等。因而，实践这些练习可能会使你重新回想起你内心一部分久远的记忆。这甚至可能深刻影响练习过程，且需要增加一个辅助阶段。尽管这方面的内容不是本书的主题，但它也占据重要地位且值得被提起。在实践练习过程中时而会提到这部分内容。

骨盆的实用练习
想象自己的骨盆

大多数人对自己骨盆的外形及大小都不够了解：人们通常以为骨盆是被分割成数块的，在想象中其形状更接近于一个平面而不是一个立体结构。然而，准确想象这一"骨质腰带"对于随后精确地识别感觉和进行活动是必不可少的。首先回顾一下第 3 ~ 15 页的内容，其中描绘了骨盆几乎在各个角度下的形状。观看这些手绘图的同时试着想象自己的骨盆。对于接下来的练习来说，尤其应注意以下几处：

◆ 髂嵴；

◆ 耻骨联合、坐骨，以及位于这两者之间的坐骨耻骨支；

◆ 位于后上部的髂后上棘，以及位于内侧深层的骶髂关节。

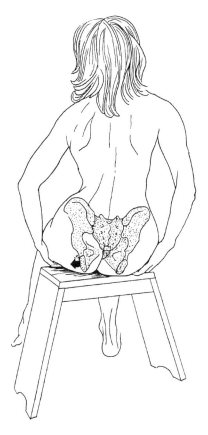

感受骨盆的活动性

现在首先需要建立对骨盆中骨骼活动性的感觉，尽管这种活动性很微弱。需要意识到骨盆能够发生外形上"轻微"的改变。

1）侧面的活动性

选择坐在一张椅子上或坐在地上，以坐骨结节作为支撑点。然后以右侧坐骨来支撑身体，使左侧坐骨不受力。

双手放在坐骨上，使左侧坐骨尽可能向左移动，然后以分开的两侧坐骨作为支撑点坐下。(此时也可以借助双手来使坐骨分开。)

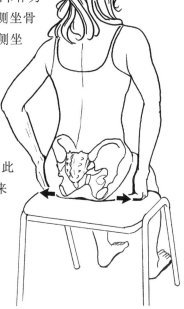

你是否能够感受到你坐在两块距离被拉宽的、相互远离的坐骨上？

保持这个姿势一段时间，且体会你此刻的感觉。

现在，以左侧坐骨为支撑点坐下，然后让右侧坐骨尽量靠近左侧坐骨。

如此，使两侧坐骨"贴近"，然后以二者为支撑坐下。

你是否感受到，与前一个练习相反，"坐骨靠近"时也能够坐下？

此时同样应仔细辨别身体的感觉。

在身体左侧进行同样的练习。

每一侧都重复数次这些动作，以便发现骨盆的活动幅度。

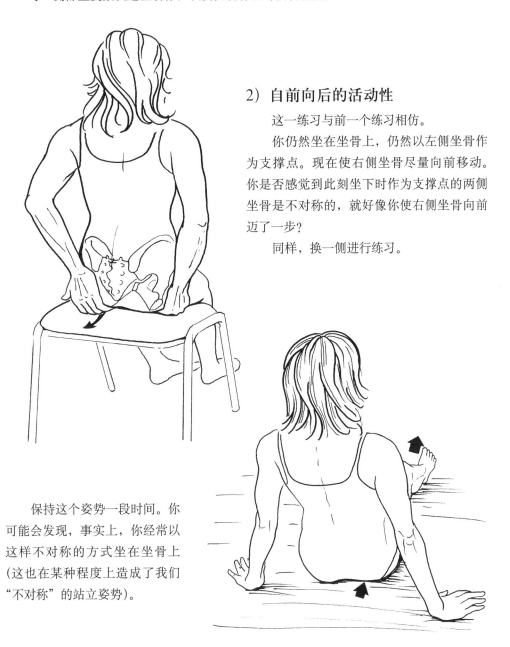

2）自前向后的活动性

这一练习与前一个练习相仿。

你仍然坐在坐骨上，仍然以左侧坐骨作为支撑点。现在使右侧坐骨尽量向前移动。你是否感觉到此刻坐下时作为支撑点的两侧坐骨是不对称的，就好像你使右侧坐骨向前迈了一步？

同样，换一侧进行练习。

保持这个姿势一段时间。你可能会发现，事实上，你经常以这样不对称的方式坐在坐骨上（这也在某种程度上造成了我们"不对称"的站立姿势）。

骨盆主动运动

双腿分开坐在地上，两手置于身前作为支撑，如果这样的姿势让你的膝盖不舒服，可以坐在一张椅子上，同样，以双手作为支撑。注意，此刻骨盆不再作为支撑。双腿略微分开，以使髋部是"自由的"（不受大腿过度张开引起的肌肉紧张的阻碍），骨盆可以轻松地移动。

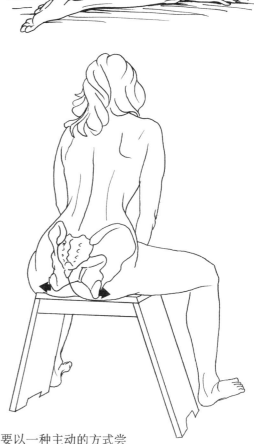

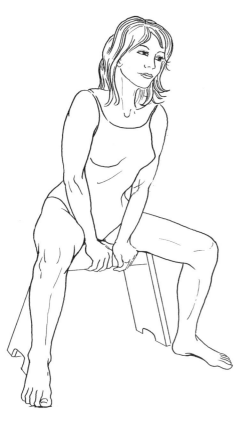

1）横向进行

在这一姿势下重复进行前面的动作，但要以一种主动的方式尝试"打开两块坐骨之间的盆底空间"。

起初，可以通过大腿内旋来完成，但这不是必须的（如此，牵拉并分隔坐骨的肌肉为闭孔内肌）。

现在尝试"关闭坐骨之间的空间"。
将两块坐骨拉近的肌肉为臀大肌。

2) 自前向后

尝试将"尾骨向后上提",尽量让上提幅度达到最大。
注意:不要弯曲腰部,不要使骨盆前倾。
此处活动的应是骨盆中的骶骨和(或)尾骨。

3) 组合活动

现在将 3 块骨骼的活动结合起来:
拉开两块坐骨之间的距离,与此同时,让尾骨向后上提。
想象一下,在上面,髂嵴之间越来越靠近。骨盆看起来在骨盆下口处完全打开。

然后反过来:
使两块坐骨相互靠近,使尾骨向耻骨靠近。
想象一下,髂嵴在上面打开。此刻骨盆看起来与之前相反,底部尺寸似乎大大缩小。

如何实践?

交替进行上述打开以及闭合骨盆底部的运动,重复十几次。练习时不要刻意用力,但尽可能使动作幅度最大。当一个方向上的运动幅度达到最大后,让骨盆以被动的方式恢复初始状态。

深呼吸,然后以主动的方式开始另一个方向上的运动。

尽管这些运动的幅度很小,但是它们也能够改变小骨盆的形状,活动骨骼之间的关节、肌肉及内脏。这些运动促进了骨盆整个区域内的血液循环和淋巴循环。因此,这些练习极为有益,对于帮助小骨盆保持良好状态具有重要的意义。

骨盆运动从髋关节开始

1）坐姿，横向活动

　　坐在地面上，双手放在身后作为支撑。将一条腿逐渐向外打开。起初试着只活动髋关节，骨盆保持不动。

　　当活动达到一定幅度，即所谓极限幅度时，你会发现腿部的活动带动骨盆移动，骨盆向活动的腿部那侧移动。回到初始位置。

　　现在双腿共同做上述动作：左右两腿同时打开，直至达到极限幅度，骨盆不再能够跟随腿部的活动而活动——骨盆停留在此位置。但是，骨盆受到两条腿的肌肉的牵拉，其自身形状会发生轻微的变化：耻骨联合被略微向前拉伸，而骶髂关节向后受到挤压。

2）仰卧，横向活动

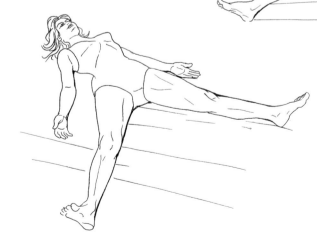

　　采用仰卧姿势，进行上述活动：将一条腿打开，直至达到极限幅度。然后感受骨盆是怎样跟随腿部活动而活动的——骨盆向一侧倾斜。

　　双腿同时做上述动作。

　　现在你是否感受到骨盆发生了"形变"？

　　发生"形变"的是耻骨联合底部和骶髂关节底部。这些关节的底部被拉伸，而这些关节的上部受到挤压。

3) 仰卧，自前向后活动

采用仰卧姿势，双手贴地打开，使两臂位于一条直线上。手背贴地，并作为支撑以稳定胸腔。

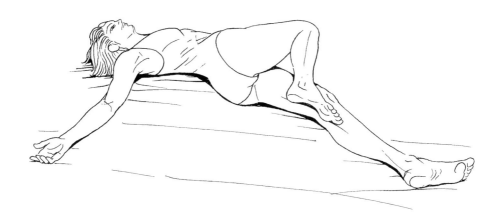

右腿交叉放到左腿上，且通过两大腿部位相交来使运动幅度达到最大，直至牵动骨盆向左转动。

注意使肩部始终保持贴在地面上。屈曲右膝，让左腿膝关节与地面自然接触而不是被用力压在地面上。

你现在能否感觉到骨盆前部的耻骨联合处受到挤压，而骨盆后部的骶髂关节处压力减小?

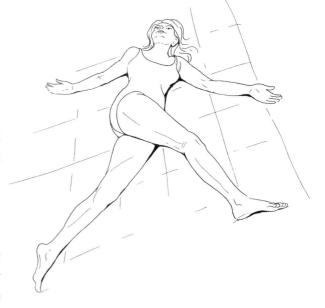

从这一姿势翻身，完全朝左。

现在，左腿尽可能向后移动，与此同时，右腿尽力前移。注意，尽量伸展右膝（如果你能够用左手抓住右脚，你可以利用这一固定点来缓慢伸展膝关节）。

此时，两块髋骨被反向牵拉，右侧髋骨后倾（受到腘绳肌的牵拉），左侧髋骨则相反，发生前倾（受到髋关节前韧带的牵拉）。

耻骨联合发生扭转，骶髂关节回旋。

从这些练习中你会发现，当我们活动髋部时，几乎总是会引起骨盆内骨骼之间的小幅度活动。这些活动是有益的，有助于保持骨盆关节的活动性，当然还有其他活动也具有相同作用。认识到骨盆关节的活动性，使我们之后进行肌肉锻炼时能够拥有更加精确的感官意识。

在髋关节运动中保持骨盆的高度稳定性

在上述练习中，也可以保持骨盆不动，这是另一种不同的练习方式。例如，在第一个练习中，当打开双腿时，我们可以尝试让耻骨联合不发生分离，而是使其尽量向前紧绷，同样尽力避免向后挤压骶髂关节，使它们尽可能"无拘无束"。

这项练习不再是为了探索骨盆的活动性，相反，是为了激发某些对骨盆有影响的肌肉的主动运动，这些肌肉能使骨盆保持稳定（此处不对这些肌肉做详细解释）。

在髋关节处使骨盆运动：前倾／后倾

1）活动骨盆，然后活动腰部

采取四肢着地的姿势。

摆动骨盆，如同你想要抬升尾骨或坐骨。

这会让你脊柱底部（第5腰椎和第1骶椎相接处）凹陷。

进一步向上抬升的话，会引起腰椎弯曲。

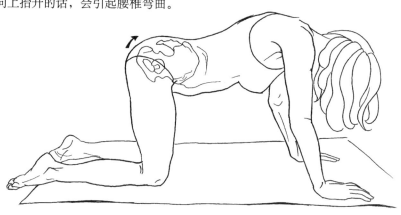

之后，反向摆动骨盆：如同你想要放低尾骨，使坐骨位于大腿之间。

这会使腰椎弯曲消失。

你能否感觉到这些运动是如何从骨盆开始，然后一直延伸到腰部的吗？

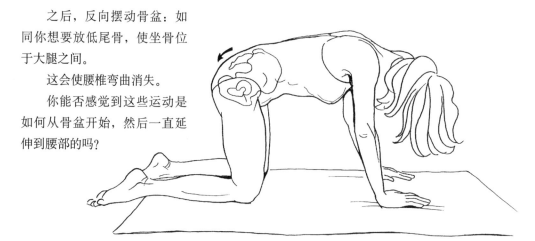

2) 活动腰部，然后活动骨盆

采用相同的起始姿势，现在做一个"腰部下凹"动作，增大腰椎部位的凹陷程度。

如果加大前倾的幅度，你能否感觉到这一动作是怎样带动骨盆的？

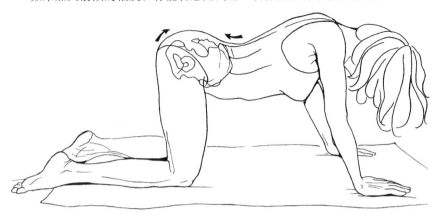

现在进行反向运动：尝试拱起腰部，弯曲腰椎使"背部呈拱形"（注意：当做这一运动时，经常会拱起脊柱胸段）。

你能否感觉到这一运动带动骨盆自腰部发生后倾？

你可以将上述自脊柱开始或自骨盆开始的练习重复十几次，并注意与呼吸相配合。

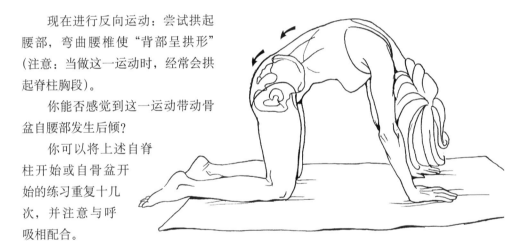

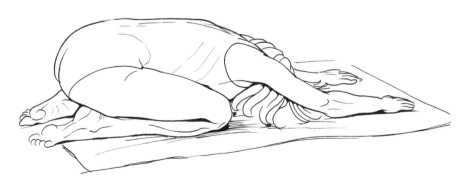

做完这一系列动作之后，最好充分伸展一下背部，将臀部放在脚上，双手尽量向前伸展。伸展背部的同时用力吸气，然后保持这一姿势并充分呼气。

盆底肌的实用练习

首先，需要探索这一身体部位的肌肉组织。你将会发现接下来的练习都是关于这些肌肉的意识练习：

◆ 感受盆底处于对抗状态；

◆ 感受盆底处于被接触状态。

之后，会有一些练习用于了解并激活盆底两层不同的肌肉，且分别强化这两层肌肉。

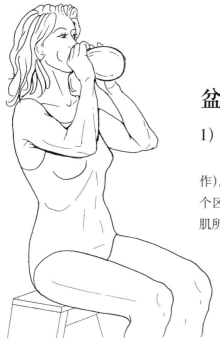

盆底定位

1）感受盆底处于对抗状态

坐在凳子上，用力吹气球（或模仿这一动作）。当你吹气时，你会立即感觉到骨盆底部的一个区域在起作用。概括地说，这一区域就是盆底肌所在的区域。

2）感受并测试 3 种可能的"反应"

观察盆底处发生了什么：

◆ 你可能感觉盆底向下方鼓出去；

◆ 这样吹气可能会引发排尿感觉；

◆ 也可能相反，你感觉盆底强烈收缩、紧绷，甚至可能上升。

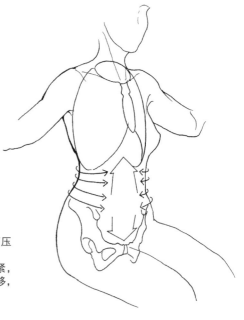

这是怎么回事？

为了使气球膨胀起来，你向气球内吹入的空气是高压空气。

为了产生出这种高压空气，腹肌收缩并使腹部收紧，一部分腹部向上被推向胸腔。而腹部的一部分压力下移，压迫盆底（第 66 页盆底压力的增大）。

如果盆底的肌肉紧张度较低，腹部的压力足以引起排尿感觉。

如果盆底的肌肉紧张度足以节制排尿行为，你可能感受到的是盆底肌收缩并或多或少向下鼓起。

盆底同样可以强烈收缩并上移。这种情况下，盆底的肌肉紧张度很高且盆底肌将扮演不同的角色：盆底肌将和腹肌一样制造压力，这股压力上移至胸腔。起初很难做到这点。然而这也是你通过接下来几页中的练习以及腹肌的协同练习（第110页）要逐渐实现的目标。

如上可见，盆底反应的强度可以分为3个等级。这取决于：
◆ 盆底肌肉的力量；
◆ 你是如何"控制"盆底在某一特定时刻的收缩。

先了解这一部分是至关重要的，以便能够准确定位需要活动的部位并能够将它与周围的肌肉区分开，人们经常把盆底肌与其周围的肌肉（参见盆底周围的肌肉）相混淆。

3) 辨别日常生活中相同的感觉

例如：
◆ 当你咳嗽时，就在你马上要咳出的那一时刻；
◆ 当你大声讲话时；
◆ 当你发笑时；
◆ 当你屏住呼吸以便发力时（比如要提重物时）；
◆ 当你用力呼气，比如吹灭蜡烛时等。

在所有这些时刻，盆底都以同样的方式处于对抗状态（第66页）。

现在你能够辨认出以上所有详细描述过的感觉。

接下来你可以在一系列练习中以及日常生活的许多时刻锻炼盆底。

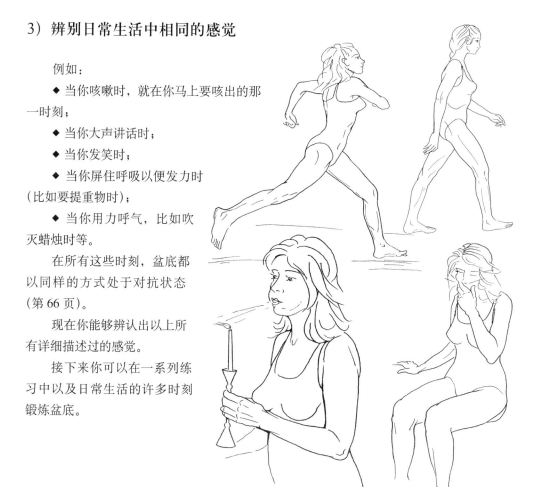

4) 感受盆底处于被接触状态

拿一只毛巾布手套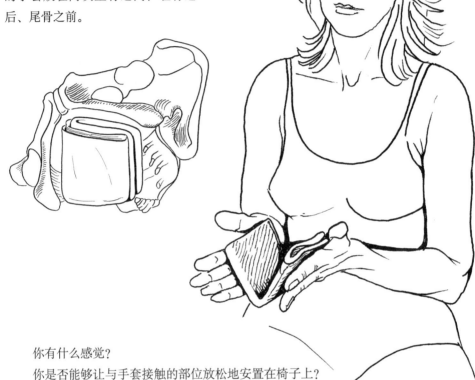①并将它折成四层。坐在一张椅子上，把折叠后的手套放在两块坐骨之间、耻骨之后、尾骨之前。

你有什么感觉？

你是否能够让与手套接触的部位放松地安置在椅子上？

◆ 保持盆底处于被接触状态，且做几次深呼吸，体会吸气以及呼气时身体的不同感觉；

◆ 找出 3 个开口与手套的接触点，并试着去想象它们之间的距离（在针对内脏的实用练习章节中会再次提到这一细节）；

◆ 保持这一姿势，再次进行之前的练习：吹气球或模仿吹气球动作。（当你吹气时处于对抗状态的部位和与手套接触的部位是相同的。）

现在把手套拿走。体会你的感觉：现在你感受到的这一部位的范围是否依旧不变？

这 3 页的练习主要让你掌握两项基本内容：

◆ 通过肌肉收缩、压力以及接触的感觉来了解盆底的位置；

◆ 感受盆底肌不同程度的收缩状态。

---

①折叠的毛巾布手套可以用同等体积且同等硬度的物品来代替。此处选择用这种手套是因为它很容易获得。但它也存在一个缺陷：它的大小不定，取决于生产商。

锻炼盆底的反应

现在你将开始进行盆底肌的强化练习。这些练习遵循一项原则：根据具体情况，盆底肌可以在柔韧、放松或有力的状态中进行转换。

分娩时，对盆底肌的主要要求就是在不发生撕裂的情况下最大程度地拉伸，也就是追求肌肉的柔韧性。这种柔韧性对一些日常行为来说也是必不可少的，比如排便和呼吸。

同样，分娩后需要重新找回盆底肌对下腹部的主动支撑能力、阻止失禁发生的能力：此时，对盆底肌的主要要求就是肌肉的紧张度。矛盾的是，这个要求对于呼吸来说也是必不可少的。

注意！盆底肌的柔韧性和紧张度不是不相容的，而是可以（甚至是必须）完美共存的。有些说法不值得相信，比如，当盆底肌达到一定的紧张度后就无法再放松，而在分娩当天无法让胎儿顺利通过之类的说法。

同样，也不应认为盆底的拉伸-放松练习会妨碍你在其他时刻强化盆底肌。

只有在一些极端情况下这些问题才会显现出来，比如：当盆底肌非常松弛，并面临脱垂的风险时，会很难进行强化，需要进行专门的物理康复治疗。

盆底肌非常发达的女性（比如一些女性运动员）可能无法有效放松盆底，这可能在分娩当天影响胎儿的通过。

两种不同目的的练习的优缺点如下。

强化练习会增加盆底肌的力量并促进血液循环，从而提高肌肉组织的营养。但是如果一味地强化盆底肌，可能会发生"肌肉痉挛"，会使某些区域紧张度过高，同时，失去对许多细微感觉的感知能力。因为肌肉紧张的感觉占主导地位，掩盖了其他细微的感觉。

拉伸-放松练习会增加盆底肌的柔韧性，它让收缩的盆底完成一次状态转换。这一练习同样有助于血液循环，营养肌肉组织。与此同时，它在身体的"一系列感觉"中区分了细微差别，让感觉更加精准灵敏。

因而最好既进行强化练习，也进行拉伸-放松练习，在接下来的内容中也总是如此建议。

盆底浅层肌的收缩与强化

以下练习主要涉及第 26 页介绍的肌肉。

其他的肌肉也会参与运动，尤其是在运动刚开始时，因为很难，甚至不可能，将它们完全分开。

1）了解骨盆下口

浅层肌的 4 个骨质附着点很容易找到，因为这些附着点都是可触及的：耻骨下端、坐骨、尾骨。

注意：人们经常以为自己尾骨的位置非常"靠后"，然而事实并非如此。如果有必要，花点时间重新阅读第 4 ~ 14 页的内容，其中介绍了这 4 个坐标位，并花点时间在自己身上找到它们。

感受自己的骨盆下口，你将要收缩的肌肉附着在骨盆下口的内侧表面。这些肌肉是浅层肌，它们"距皮肤很近"。

注意：如果你竖直站立，这些肌肉的位置比深层肌要低，这是从身高角度进行观察的，所以也可以说，浅层肌位于深层肌的"下方"。

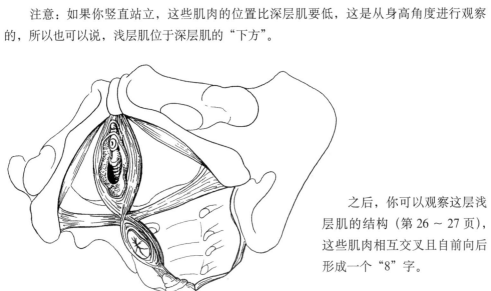

之后，你可以观察这层浅层肌的结构（第 26 ~ 27 页），这些肌肉相互交叉且自前向后形成一个"8"字。

2) 自前向后收缩

仰卧，躺在地毯上或床垫上。

屈曲髋关节、膝关节以及踝关节，双脚平放在地面上，让骨盆稍稍后倾。

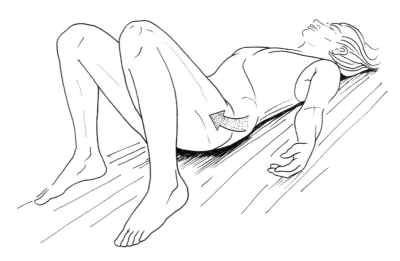

在这一姿势下，尝试让尾骨主动靠近耻骨。

放松，然后重复进行数次，以便掌握运动并感受相应的肌肉活动：这一练习使球海绵体肌以及肛门（外）括约肌收缩。

刚开始练习时，你很可能同时收缩所有肌肉，也就是说盆底部位所有其他肌肉以及（内）括约肌。

逐渐地，你可以更加精准地进行收缩：尽量感受沿着盆底中线的收缩，不要尝试收缩盆底深处，也不要向上收缩，而是将感觉集中在自前向后或自后向前的方向上。

你可以通过手来帮助控制这一运动。把一根手指放在会阴中心腱处，或把手放在整个盆底下方：产生运动以及感觉的位置应该是沿着中线且接近皮肤的地方。尽量不要收缩括约肌。

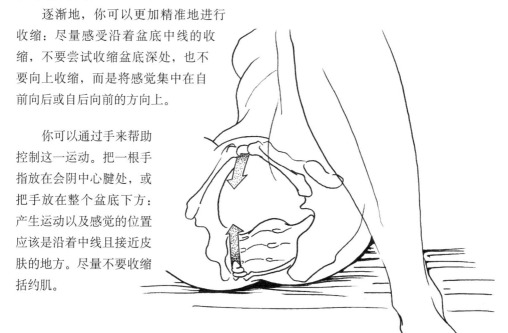

3) 自右向左收缩

这一收缩是为了使两块坐骨主动靠近。

此时收缩的路线与前面练习中的路线截然不同：自右向左或自左向右，参与的肌肉为会阴浅横肌。

同样，尝试只收缩盆底这一条路线（而不再是自前向后的路线）。

你可以将一只手放在坐骨之间来感受肌肉的收缩。

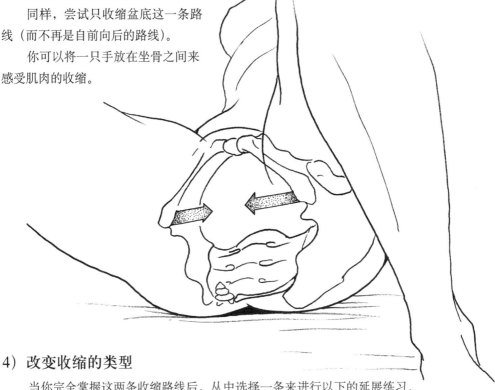

4) 改变收缩的类型

当你完全掌握这两条收缩路线后，从中选择一条来进行以下的延展练习。

长时间收缩：

◆ 将肌肉收缩保持数秒（建议 7 秒），之后用双倍的时间来充分放松；

◆ 在放松期间深呼吸。

重复这一练习 5 次。

快速强烈的收缩：

◆ 现在更加用力地收缩，尽自己所能，越用力越好；

◆ 只需维持这一状态 2 秒。然后充分放松，再次深呼吸。注意仅收缩中线上的肌肉。

重复这一练习 5 次。

始终记得，收缩之后，要充分放松。

这一放松是很重要的：

◆ 防止盆底发生过度收缩，比如肌肉痉挛；

◆ 使身体"一系列感觉"之间产生细微差别，帮助你逐渐发现并识别这些细微差别。

进行以下练习前应能够准确区分两条肌肉收缩路线，为此可能会耗费几天的时间来练习。

5) 交叉收缩

依旧采用仰卧姿势，现在尝试同时收缩两条路线上的肌肉。

你会感到盆底如十字架般的两条线上的肌肉被绷紧。

注意：此时的运动与上升式收缩无关，上升式收缩与深层肌相关，下文会进行详细讲解。

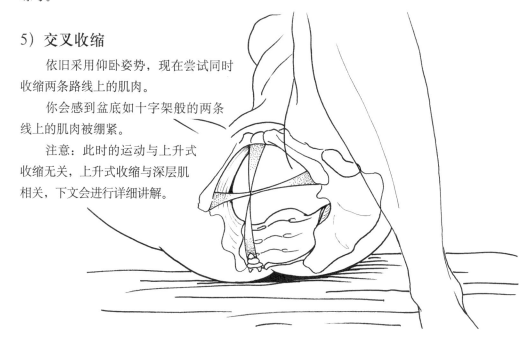

接下来，在之前练习的基础上进行延伸练习：

◆ 收缩时间更长（7 秒）；

◆ 尽可能用力收缩，只需维持 2 秒（第 112 页）。

6) 将收缩与呼吸联系起来

缓慢地呼气，唇部像要发出"si si si……"的声音一样，持续大约 15 秒。气体缓慢地从肺部排出，在气体呼出的过程中进行收缩。

之后，重复这一练习，不过嘴里发出"fu fu fu……"的声音。气体呼出的速度稍微快一点。

之后，依旧重复这一练习，但嘴里发出"shi shi shi……"的声音。此时，气体呼出的速度更快，将体内滞留的空气排出体外直至呼气到极限。

现在，你可以尝试在发笑、咳嗽、跳跃或跳跃后落下的同时进行收缩。这些练习可以让你将盆底浅层肌的收缩与日常生活中常见场景下的呼吸行为协调起来。

起初，需要刻意地进行练习，之后你会发现，当有必要时你会自动地收缩浅层肌，这是因为浅层肌的收缩已经融入你的运动习惯之中。

当然，你仍然需要经常回到练习状态，以便维持盆底浅层肌的营养功能，因为日常生活中不会总是能够活动到这些肌肉。

牢记这个原则：强烈的收缩练习，总是伴随着同等强度的放松。

盆底深层肌的
收缩及强化

接下来的练习主要涉及第 29 页介绍的肌肉。这些肌肉附着在骨盆中口上。如有需要，在了解骨盆中口以及盆底深层肌整体结构之前，先回顾第 12 ~ 13 页关于骨盆的内容。

1）了解盆底深层肌

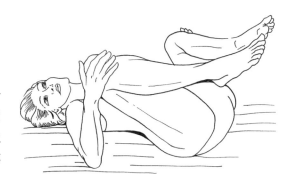

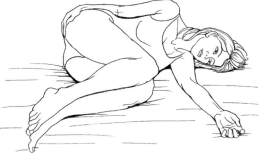

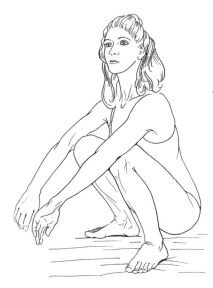

- 仰卧或侧卧在地面上，髋关节大幅度屈曲（当运动强度较低时），或者用"坐骨分离"方式坐下（当运动强度较高时）；

- 或者蹲下，双脚稍稍分开。

采取以上任意一个姿势，然后试着在你身上去想象坐骨、骶骨、耻骨联合的深层面，在想象中进入你的骨盆内部。此时你不再"离皮肤很近"，而是向上移动约 5cm，位于骨盆中口的底部。

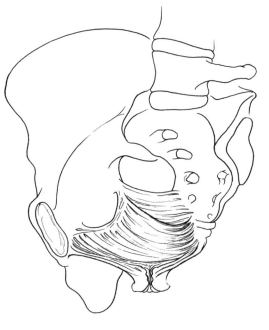

2）全面收缩盆底深层肌

此处就是你进行收缩的部位，这是为了使肛门上移（同时会导致肛门稍稍前移，但不要有意这样做，以便能够和浅层肌收缩相区分。尽可能做到只向上移动肛门）。

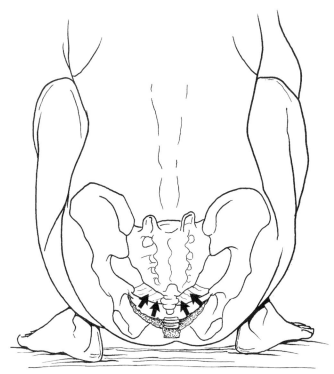

如何找准深层肌?

尽可能不收缩肛门括约肌，而只是使肛门上移（这两者区别很大，如有需要，参考第129页肛门括约肌的运动）。

收缩深层肌就是收缩一整片肌层，会同时牵动阴道和尿道的上升。深层肌是以一个面进行收缩，它的肌纤维延伸、附着在小骨盆的边缘。因而，不是试图沿盆底中线收缩，而是在小骨盆的内部进行大范围的离心收缩。之后尽可能地充分放松，呼吸，同时感受内脏的重量，这样做会扩张你刚刚收缩的区域。

体会这两种关键的感觉：整个面的上移和收缩。重复数次这样的收缩，然后放松，记住这些感觉。你是否感觉到与之前浅层肌运动时的不同？浅层肌运动时感到的是"接近皮肤处的交叉路线上的肌肉紧张"。

3) 盆底阶梯式的上升

再次像之前的练习一样呼气，口中发出"fu fu fu……"的声音，与此同时，想象你自己的小骨盆分为3层，让盆底一层一层地向上升。

第一层：稍稍提升盆底，到达想象中的第一层。维持5秒，与此同时，试着保持有规律的呼吸。然后充分放松；深呼吸。

第二层：再次提升盆底至更高一层，重复前一步的动作。
让这一状态维持几秒钟，然后放松，深呼吸。
最后，尽自己所能让盆底上升到想象中的第三层。
尽量提升盆底的整个面，而不是提升括约肌。维持5秒，始终注意保持有规律的呼吸。然后充分放松，再次感受这片肌肉区域在内脏重量影响下扩张。

重复数次这一练习。

4) 盆底阶梯式的下降

现在你通过渐渐放松盆底来一层一层地"下楼梯"。此时，从第三层开始。

也就是说，你通过收缩使盆底上升到最高层，然后让盆底下降一层，停留2秒，继续下降一层，再停留2秒，直至最后完全放松并深呼吸。

注意：起初你做这项练习的时候可能会不自主地屏住呼吸。而一旦你掌握了阶梯式上升或阶梯式下降的运动后，就可以尝试在盆底上升或下降过程中"停留"在某个高度上，同时保持流畅且规律的呼吸。

同样，刚开始练习的时候，你收缩盆底的同时很可能也收缩了不属于盆底的肌肉：内收肌、臀肌、腹肌。之后的一个章节会详细讲解这些肌肉，你将学习如何定位这些肌肉，并逐渐使它们放松。

5) 快速收缩

再次进行"盆底阶梯式的上升"练习，不同的是，最大限度收缩盆底使它一次性上升到最高点。将这一状态维持2秒，然后立即完全放松，维持几秒，深呼吸。重复数次这一练习。这个练习的不同之处在于，它的重点是迅速收缩且不要长时间维持收缩状态。这让你之后能够面对盆底压力急速上升的情形（如打喷嚏、咳嗽等）。

6) 不对称收缩

盆底深层肌呈一个"碗"的形状，位于其中的是骨盆内的内脏。仅仅收缩它的一侧而让另一侧处于放松状态是完全可能的。这会让你感觉整体抬升了收缩这侧的内脏。刚开始练习时经常会同时收缩其他部位（如脸颊、下颌、手、脚等处）的肌肉。这种现象会逐渐消失。

7) 在日常生活中

将盆底深层肌的运动与使盆底处于高压的情况（如打喷嚏、咳嗽、发笑、跳跃、奔跑、提重物等）联系起来，使运动融入日常生活中（第66页）。

针对耻骨直肠肌的练习

耻骨直肠肌是深层肌中最中间的部分。它沿着盆膈裂孔延伸。正如我们在第 30 页所见，盆膈裂孔是分娩过程中很重要的通道，并且它也是很脆弱的，因为盆底前部内脏的下方没有支撑。耻骨直肠肌沿着盆膈裂孔在 3 个开口边缘构成了厚厚的肌束。耻骨直肠肌位于深层肌中央，其力量是至关重要的：首先，因为它可以支撑内脏，尤其是膀胱和子宫；其次，因为它将 3 个开口（尤其是肛门）裹紧，这在一定程度上保证了自主的排泄节制力（第 51 页）。因而接下来的练习与深层肌的中间部分有关，尤其是与这一肌束有关。

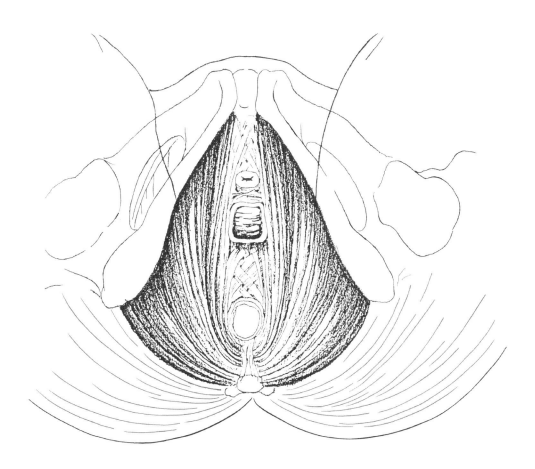

1）了解耻骨直肠肌

首先从了解沿盆底中线分布的 3 个开口开始：尿道口、阴道口、肛门。

像之前的练习一样，顺着中线的方向使这些通道整体向上抬升 3 ~ 4cm。

现在想象一下在盆底内部，这些通道的左右两侧被一条肌肉带包裹着，这条肌肉带始于耻骨之上，然后沿着这些通道的两侧延伸，绕过肛门后部，构成了一个狭长的"U"字形。这条肌肉带外形粗壮，长约 2cm，而且它强壮有力。

107

2）收缩耻骨直肠肌

这条"U"字形肌肉带收缩时会带来多种影响：使肛门前移，使3个开口处左、右两侧变厚。

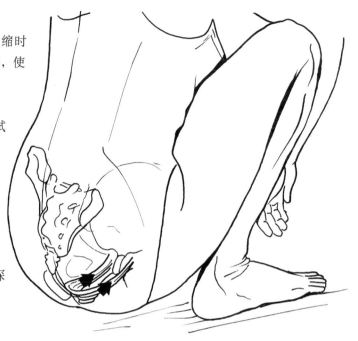

首先收缩整体深层肌：尝试将吊床形的肌肉整体上提至附着在小骨盆上方的表面。保持这个高度，就像停留在一个平台上一样。

停留在这一平台上，现在尝试向前牵拉肛门，使其尽量接近耻骨。然后充分放松，深呼吸。重复数次这两步练习。

3）深度强化

之后尝试使肛门进一步前移，就像往前走3"步"一样，可将其分为3个阶段。

呼气的同时，上提整个深层肌，保持住；然后吸气；再呼气，与此同时，水平前移肛门，保持这一状态。

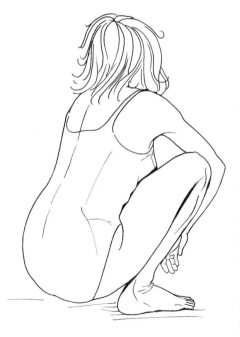

再次吸气，与此同时保持使肛门前移的肌肉收缩；再次呼气，进一步收缩使肛门前移。保持住这一位置，同时保持住这一比上一步更强烈的收缩，然后再次吸气。

呼气，再次让肛门向前移动一点，感觉已经使肛门尽力接近耻骨，然后完全放松，深呼吸。

你可以重复做2～3次，关键是要连续数天进行这一练习，你将很快发现自己的进步：能够更精确地定位3个阶段的位置以及更了解维持收缩所需的力量大小（刚开始练习的那几次我们通常无法控制好力量）。之后，在日常生活中应有规律地进行这一练习，例如，每天1次。

刚开始，很难做到在练习过程中不去收缩下腹部肌肉。随着你不断练习，你将逐渐能够将下腹部肌肉区分开来。

4) 收缩整个肛门外括约肌上的耻骨直肠肌

我们通常认为肛门是个厚度较薄的开口。然而，肛门还有厚 2 ～ 3cm 的括约肌。重复练习 3)，现在尝试收缩围绕在肛门后部的整个肌束。这会让你感觉在让肛门前移的运动中需要的力量更大。

刚开始，你可能感觉只是在单独收缩肛门外括约肌，但随着练习，你会体会到"位于中间的"括约肌的收缩，以及"呈环状"且"向前移"的耻骨直肠肌的收缩。

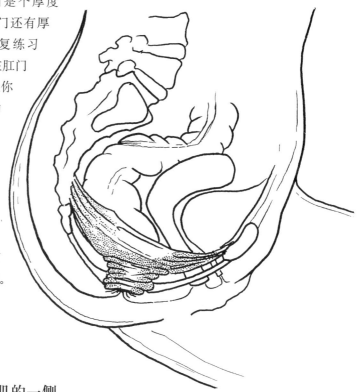

5) 只收缩耻骨直肠肌的一侧

这一肌束就像一捆缰绳一样，我们可以将其分开进行收缩。现在重复练习 2)，但此刻尝试仅仅通过收缩右侧肌束来使肛门前移。让肌束左侧尽量处于放松状态。这时感受到肌肉收缩的强劲力量如同一条紧绷的线，位于阴道和尿道的右侧边缘。

同样，你也可以通过分 3 个阶段进行收缩来强化练习，就像第 105 页所描述的一样。练习之后进行深呼吸。

在进行另一侧肌束的收缩练习之前可以稍稍休息一会。

渐渐地，你将会更了解两侧肌束的收缩反应以及它们在保持收缩状态下的耐力情况。你很可能会发现两侧肌束中的某一侧力量更弱。你可以进一步强化这一侧的肌束，甚至在一段时间内只强化这一侧的肌束。

进行耻骨直肠肌的单侧收缩练习是很重要的，因为可以在盆膈裂孔周围构成足够有力的"边缘带"。

6) 持久的练习，融入日常生活之中

之后，你可以在盆底压力上升的情形（蹲着、呼气、咳嗽……所有第 66 页介绍的情形）中进行这些练习。

盆底附近肌肉的实用练习
针对腹肌的练习

此处建议的练习不仅仅是为了锻炼腹肌的力量，同时也是为了使腹肌的收缩和盆底的收缩更加协调。这将在很大程度上可以避免对盆底的损害。

1）感受腹肌的收缩以及盆底的放松

进行这一个练习时，仰卧在地面上，屈曲髋关节、膝关节、踝关节，脚掌平放在地面上。

让盆底肌完全放松。在肚脐和腰部尽可能充分地深呼气并发出"si si si……"的声音。这可能会花费几秒的时间。

你是否感受到腹肌在呼气后逐渐收缩？是否感受到腰围是如何缩小的？是否感受到推动盆底下降的压力是如何逐渐产生的？（这就是我们所谓的锻炼腹肌以追求沙漏形体型。）

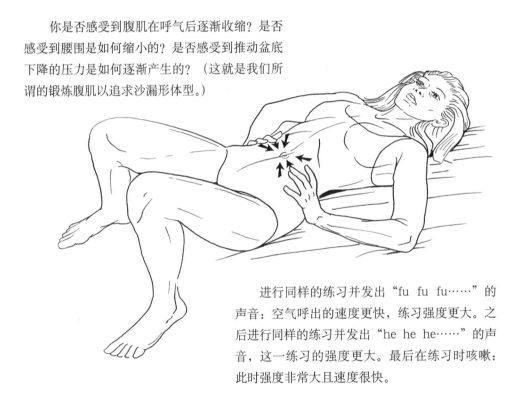

进行同样的练习并发出"fu fu fu……"的声音：空气呼出的速度更快，练习强度更大。之后进行同样的练习并发出"he he he……"的声音，这一练习的强度更大。最后在练习时咳嗽：此时强度非常大且速度很快。

重复进行这些练习，以便更好地理解以下关系：腹肌收缩＝腹部收紧＝向盆底施压，若盆底肌无力这一压力会下移。这就是所谓的"盆底反向推动"。

这正是之后你应该尽量避免的。（为了避免对盆底产生过度的压力，所以才不建议在分娩后就立即收缩腹肌。）

110

2）感受盆底的收缩以及腹肌的放松

仰卧在地面上，屈曲髋关节、膝关节、踝关节，脚掌平放于地面上。现在腹肌处于放松状态。再次在呼气的同时发出"si si si……"的声音，使声音像是从盆底处发出一样（如同在第 103 ~ 105 页的练习中一样）。开始时呼气由盆底的收缩引起。之后，当你感觉到腹肌开始收缩时，立刻停止呼气。再次吸气。重复十几次这一练习以形成一个习惯：呼气由盆底开始。

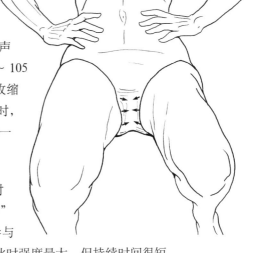

之后你可以重复这一练习，与此同时发出"fu fu fu……"或"he he he……"的声音：此时练习强度更大，而且腹肌参与的速度会更快。最后在练习的同时咳嗽：此时强度最大，但持续时间很短。

3）使盆底和腹肌的运动同步

在进行下列练习之前确保已经掌握之前的练习。（也许我们应该等到第 2 天再进行下列练习为宜，防止出现混淆。）

再次从盆底开始呼气并发出"si si si……"的声音。之后随着呼气的幅度逐渐增大，让腹肌逐渐参与其中，但尽量只让下腹部的肌肉参与活动：这会让你感觉在收缩"三角裤"内的肌肉。当你感受到腰部的腹肌收缩时便停止。要形成这一新的习惯，并通过发出"fu fu fu……"或"he he he……"的声音直至最后通过咳嗽来逐渐加大练习强度。

注意：当腹肌参与活动时不要放松盆底。如果有需要，将一只手的两根手指放于肛门和外阴之间的会阴中心腱处，另一只手放在下腹部，以便用自己的双手来感受及核实肌肉的收缩。每次收缩后都应充分放松，并且深吸气。

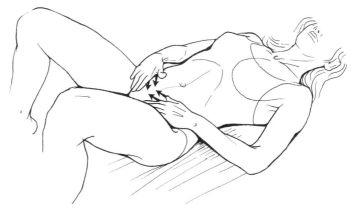

盆底和下腹部肌肉的同步运动很重要，是每一项腹肌练习的关键，可以保护盆底。

现在需要这种同步成为自发的行为。为了达到这一目的，就像所有身体运动的学习一样，需要重复练习，不断地重复。建议的练习频率为：早晚各练习 10 次，持续数天。但实际上，练习频率还是取决于你自己锻炼身体的习惯。

为什么从发出"si si si……"的声音到发出"fu fu fu……"和"he he he……"的声音以及咳嗽？

当练习过程中发出"si si si……"的声音时，收缩的时间较长，练习的主要是肌肉的紧张度以及长时间的回应力。

相反，当练习过程中咳嗽时，练习的速度加快且强度加大，主要是为了让肌肉能够支撑一些意外而激烈的情形（如打喷嚏、突然发笑、跳跃等）。

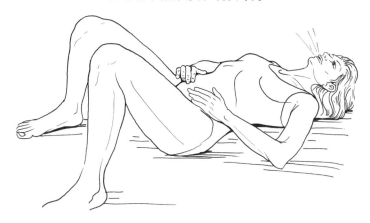

4）不再在呼气的过程中进行肌肉收缩

呼气的同时发出"si si si……"的声音，并收缩盆底，然后收缩下腹部肌肉。在呼气的最后不要放松肌肉，而是保持住躯干底部的收缩并吸气，甚至是进行腹式吸气，让腹部隆起，不包括下腹部。同样，继续在进行练习的过程中分别发出"fu fu fu……"和"he he he……"的声音以及咳嗽。

5）强化练习

当你掌握了这一练习后，你可以把它和强度更大的腹肌练习结合起来（应始终牢记，在每次收缩后都充分地放松并深吸气）：

– 仰卧在地面上，屈曲髋关节、膝关节、踝关节，呼气的同时将骨盆后倾，尾骨从地面上稍稍抬起；

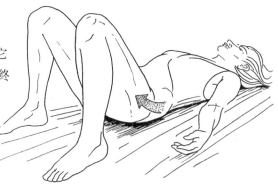

112

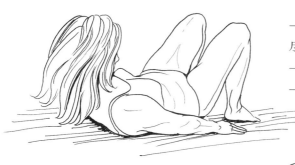

－仰卧在地面上，抬起头部，使下巴尽量靠近胸部；

－在保持以上动作的基础上抬起肩部；

－将以上 3 个动作结合在一起；

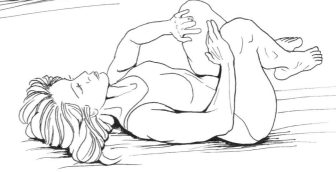

－仰卧在地面上，屈曲膝关节使其靠近胸部；

－在保持以上动作的基础上，将双手放在膝关节上并推按它，就像推动膝关节一样，但膝关节仍保持原位（注意：腰椎不要弯曲）；

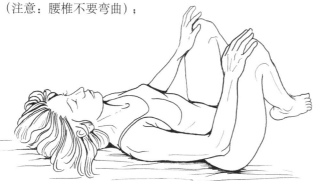

－在保持以上动作的基础上，右手推按左侧膝关节，或相反；

－在保持以上动作的基础上，抬起头部或抬起肩部。

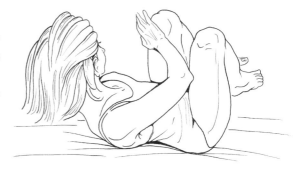

6）日常生活

将这一练习和日常生活中的场景结合起来。

起床时：这要求在某一时刻让躯干竖直，腹肌发挥作用，使自己习惯从盆底开始这一动作。

从盆底开始进行以下行为：坐下或从椅子上起身、进入车中或从车中出来、在保持躯干竖直的前提下身体向前倾、提重物等。

针对臀肌的练习

1）找准臀肌收缩的位置

准备一个脚凳或者相同高度的支撑物。脚凳上铺一条毛巾或一张叠好的毯子或一个软垫，以便当双脚搭在上面时凳子边缘是柔软的。

仰卧在一张地毯上，双臂打开呈一条直线。

双脚平行放在脚凳上。

尝试只通过双脚和肩胛骨作为支撑并使这些支撑点形成一条直线。为了做到这一点，应尽量抬升骨盆。

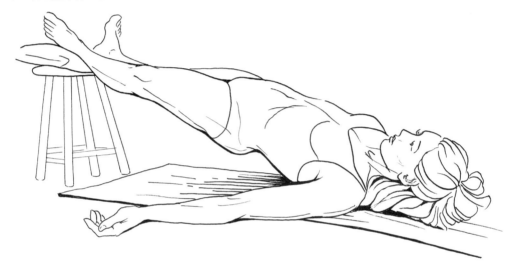

现在尝试让骨盆后倾，就像是"通过尾骨"来抬升一样。你能否感受到臀肌是怎样收缩的？

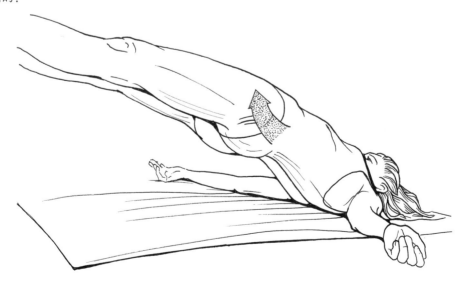

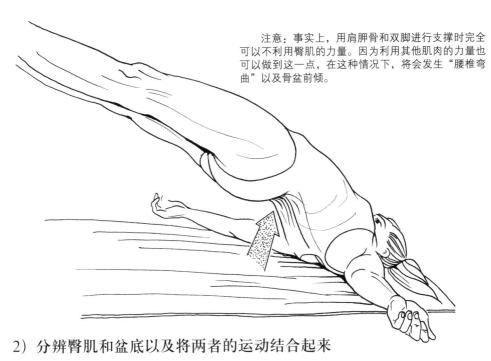

注意：事实上，用肩胛骨和双脚进行支撑时完全可以不利用臀肌的力量。因为利用其他肌肉的力量也可以做到这一点，在这种情况下，将会发生"腰椎弯曲"以及骨盆前倾。

2）分辨臀肌和盆底以及将两者的运动结合起来

再次开始练习，仰卧在地面上。通过臀肌迅速抬起身体，然后慢慢后倾。保持几秒这一姿势并收缩盆底。如果感觉有需要，可以一边呼气一边开始练习。然后充分放松，通过臀肌缓缓下降身体。

3）强化练习

再次开始练习。当躯干上升到最高位置时，抬起一只脚，使之不再支撑在脚凳上。身体这一侧的臀肌也因而不再参与运动，而身体另一侧的臀肌则运动强度加倍。这样进行练习，可以大大强化臀肌的力量。

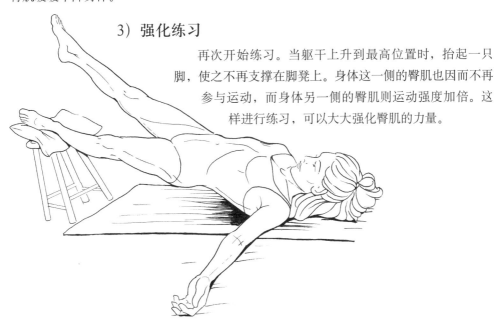

这些练习在妊娠期间尤其有益，特别是当骨盆"不稳定"时，也就是说孕妇此时感觉自己的关节活动性过高（由于激素的变化）。在月经期进行这些练习同样也是有益的。

针对内收肌的练习

1）在自己身上找准内收肌的位置

可以在日常生活中进行的一个练习：

坐在一张椅子上，面朝一张桌子，膝关节内侧与桌腿相对。

尝试用膝关节推压桌腿，就像你想要让桌腿靠近另一侧膝关节一样。（注意：当做这一练习时避免让脚挤压地面，否则会使其他肌肉参与活动。）

感受运动的部位：是大腿内侧的肌肉在收缩。你甚至可以触碰这一部位并感受它们的收缩。

现在尝试通过收缩大腿内侧更高部位的肌肉来完成这一动作，与此同时放松更低部位的肌肉：于是参与运动的肌肉为大腿上部深层的内收肌，这些肌肉距盆底最近。

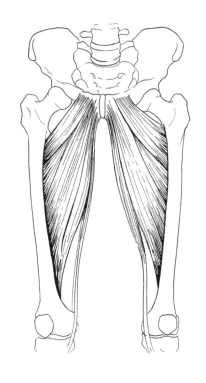

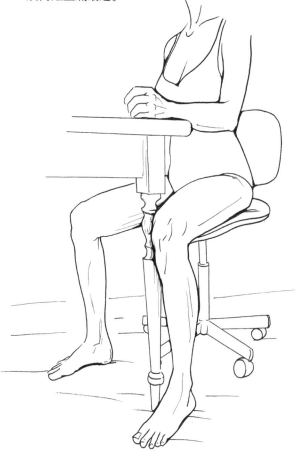

2）区分盆底和内收肌

在这一姿势下，放松之前收缩的肌肉，接着如第 100 ～ 109 页所描述的那样收缩盆底。你是否感受到收缩的部位很接近？（这两个肌肉收缩区域仅仅被一根骨质条状物——坐骨耻骨支分开。）

3) 使深层内收肌更柔韧、更有力

重复上面的练习，保持收缩 8 秒。之后充分放松且放松时间为收缩时间的 2 倍。

之后在椅子上调整坐姿，使双腿尽可能打开（注意：当感觉两腿拉伸到极限后保持这一姿势）。然后在这一姿势下重复之前的练习。

你会注意到，肌肉收缩后，双腿更容易被打开。这种“收缩－放松”的练习将有助于增大髋关节打开的幅度。

你可以重复数次这一练习，使深层内收肌更加柔韧。之前肌肉收缩时也强化了内收肌。

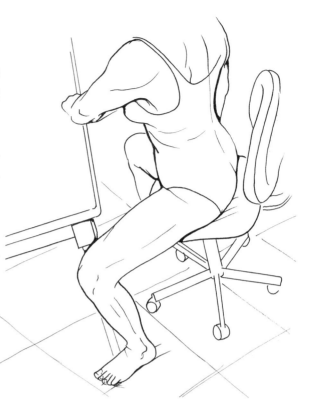

4) 使所有内收肌更柔韧

之后，你可以时常采取这一姿势，双腿打开，同时强化髋关节的肌肉和韧带（第 92 页）。这些姿势的练习对分娩来说显然是非常重要的准备，以便分娩当天可以很轻松地摆出这些姿势。

例如：蹲在地上，双膝尽量分开。一条腿在一侧伸展开，膝关节伸直，脚跟着地。然后换另一条腿，并用肘部尽力推动膝关节，使两腿的打开幅度更大。

小骨盆中内脏的实用练习
针对膀胱和尿道的实用练习

1）感觉识别

你是否还记得，正是准确的感觉和描述才会帮助我们实现精准的运动。因而最初的练习都是关于对感觉的识别，且这些练习应持续数天的时间。

◆ 找到自己尿道口的位置。

这一开口位于小阴唇之间，阴蒂后 0.5cm 处，阴道口之前。尿道口可能有时候是隆起的。

◆ 识别排尿部位的感觉：把注意力集中在你感受到尿液流动的地方。液体顺着一层黏膜流过，这种感觉是可以被感知的（接触的感觉、滑动的感觉）。

排尿时可以控制力度的大小，以便形成感觉的对比。（但是不要让这种探索性练习成为习惯，偶尔进行一下这一练习就可以了。）

◆ 在排尿时花点时间感受这一过程，尤其是识别排尿的开始、尿流的强度、排尿的结束。

◆ 注意关注想要排尿的感觉，关注产生这一感觉的位置：这一位置处于膀胱底部，正位于尿道上端。这一感觉可能在一天内产生 4 ～ 5 次，但可能你对这一感觉过于熟悉以至于会忽略它：要么你去排尿，要么抑制这一需求，然后这一感觉便消失了（第 40 页关于排尿反射的描述）。因而，尝试去关注这一感觉并在这一感觉出现时准确识别它：一个明确的部位会产生轻微针扎的感觉——膀胱三角区——位于膀胱底部，尿道的上端。

◆ 同样，在排尿的过程中，这种感觉会随着膀胱的排空逐渐消失。膀胱被排空的感觉同样是可以被识别出的。

2）了解膀胱和尿道

当精确地识别这些感觉后，我们就可以在排尿以外的时间，将这些感觉与身体相关部位正确关联起来。

你可以这样想象这条通道，首先是尿道口，然后这条通道向上延伸 5 ～ 6cm，到达耻骨联合的后部，向后继续延伸。

如果你是站立状态，那么尿道几乎是垂直并稍稍向后上方倾斜的。

你同样可以想象位于耻骨联合后方的膀胱的位置变化。当膀胱充盈时，它上移至耻骨之上、下腹部前部。

现在想象其他姿势下的膀胱和尿道的位置：仰卧、俯卧或侧卧。找到膀胱和尿道在这些姿势下的位置变化。例如，仰卧时，尿道朝地面方向倾斜；俯卧时，尿道自下向上倾斜，向后上方爬升。

如有需要，可以借助第 36 ～ 38 页的插图，旋转插图使之符合你此刻的姿势。

3）有关尿道的主动练习

接下来（在完全掌握"感觉识别"和"了解膀胱和尿道"的内容后），你可以进入下一个更加主动的练习阶段了。

做这些练习时，起初你可以采取仰卧在地面上的起始姿势，或者采取坐姿并让骨盆前倾，也可以在后期采取蹲姿并保持膝盖合拢或分开。这些练习应在两次排尿的间隙时间进行，而不应在排尿过程中进行。

◆ 两次排尿的间隙，尝试主动收缩尿道（外）括约肌。为了实现这一点，应尽力收紧尿道，就像你想要使它被压扁一样。

刚开始收缩尿道（外）括约肌时，你可能会同时收缩另外两种括约肌，也就是阴道括约肌和肛门括约肌，不要对此感到惊讶。这是很正常的，因为尿道括约肌是最细的，通常很难在练习初期找到。另外，尿道括约肌所处的区域正是肛提肌构成盆膈裂孔的位置，因而人们对具有支撑功能的肌肉的感知力要微弱得多。

因此，如果刚开始练习时同时收缩了另外两种括约肌以及盆底后部的肌肉，你可以将此作为练习时的一种辅助。之后，你可以逐渐尝试将盆底前部以及专属于括约肌的感觉从这些混淆的感觉中区分开。

◆ 首先收紧尿道，就像"关闭输送管"一样，尽管这一动作可能是断断续续的，也可能会和其他的肌肉活动相混淆。维持几秒钟（直至能达到 5 秒）。注意：之后完全放松，放松时间为运动时间的 2 倍并充分呼吸。多次重复这一练习。

◆ 之后，尝试逐渐达到以下目标：

·只收紧尿道；

119

·收缩整条尿道（6～7cm）；

·延长收缩时间：最理想的持续时间为 6 秒，放松的时间至少为收缩时间的 2 倍。

◆ 短时间内（只需 2 秒）用最大力量收缩尿道。

◆ 最后，在腹压升高的情况下尝试收缩尿道（外）括约肌。引起腹压升高的情形包括：咳嗽、发笑、身体蹲下、快走或跳跃，等等（第 66 页）。

注意：牢记收缩后一定要充分放松并深呼吸，放松时间至少是收缩时间的 2 倍。这样做一方面是为了通过反差来唤醒身体对运动感觉的感知，另一方面是为了避免括约肌紧张度过高。

4）放松尿道

你可以通过放松尿道来使刚刚收缩的肌肉得到休息，同样也可以通过放松尿道来使之扩张：想象此刻你的尿道扩张了，整条通道都被打开，将尿道扩张的状态维持几秒钟。（如果放松尿道的同时你也让身体的其他部位放松了，甚至是距尿道很远的部位，比如说口腔……对此也无须惊讶）。正如肌肉的收缩练习一样，这些放松的练习同样需要被多次重复，才能实现理想效果。

你可以在排尿时以及针对膀胱的主动练习中实践对尿道有意识的放松。当膀胱排出尿液时，尿道不阻止液体的排出且通过最大限度的扩张来积极参与其中是很重要的。

5）有关膀胱的主动练习

正常情况下，排尿需求可以被抑制，也可以被满足。排尿的过程应是自如轻松的，因此不应感到不舒适或痛苦。同样，排尿也应该是有效的，也就是说应完全排空膀胱，且无须通过用力挤压腹部来排空膀胱。同样也不应频繁地去排尿（通常，白天 5～8 次，需要时晚上 1 次）。

许多疾病都会妨碍排尿过程的正常进行，多数情况都需要诊断和治疗。然而每一位女性都应该关注日常生活中的习惯，要注意避免那些容易被忽视但可能造成排尿失常的习惯。

6)"未完成"的排尿

例如，一个孩子在玩喜爱的玩具时突然被尿意打断，"急着"去排尿，由于急切地想要继续玩玩具，还没有完全排空膀胱就回去了。成人在日常生活中尤其是职场生活中也会遇上同样的事情。

另外，产妇容易形成频繁地想要去排尿（第 41 页）且不完全排空膀胱的习惯，因为她们会认为（通常是无意识的）没多久又要再去一趟厕所……

这样膀胱中就总有剩余尿液，长此以往会引发尿路感染，同样也会造成排尿过于频繁的问题。

你可以观察自身的行为，尤其是在不同的生活场景中。花点时间来完成整个排尿过程是有必要的。

7)"强制性"排尿

我们可能由于想要加快排尿速度，也可能由于膀胱松弛，而需要利用膈肌和腹肌（第 63 页）来对膀胱施加压力。在我们"没有足够时间"来完全排空膀胱时，这种方法可能会帮助我们，然而这种做法不应成为习惯，或者说这种做法不应成为排空膀胱的主要方式。正常情况下，人体仅通过膀胱肌肉的活动就能够充分排出尿液（没有残余）。

观察一下：排尿过程中膀胱是怎样活动的？你是否在此过程中频繁地由腹部对盆底施加推力？推力是突然产生的吗？推力在排尿开始时就产生了，还是在排尿过程中产生，或者只参与了排尿过程的结束阶段？

接下来的练习很简单，我们会用到之前观察阶段使用的术语。如果你在排尿时会突然向盆底施加推力，那么应养成以下习惯。

◆ 不要使用推力，学会等待，让排尿过程"被动地"进行（不主动干涉）。刚开始练习时，你可能只能在部分过程中做到这一点，之后你可能会发现膀胱在排尿过程中发挥的作用越来越大。让尿道处于放松状态（第 120 页），而让膀胱处于收缩状态。

◆ 排尿时施加推力的时间越晚越好，当你必须要施加推力时，尽量将力度控制到最小，足以让排尿过程完成即可，不应力度过大。逐渐地，你将发现即使在最后关头也无须使用推力了，你只需要耐心等待即可。

8）与排尿行为和解

以上提及的情况都会促使你去观察不同生活场景下的排尿行为，以及排尿过程。请尝试回答以下问题：你家的卫生间是否是一个让人感到舒适的地方？能否让人放松、让身体觉醒？能否允许你从容不迫地如厕？或者相反，是一个让人想要尽快离开的地方吗？卫生间的设计很容易被改变且对排尿行为的影响很大。

在你的个人生活中，你是否为必不可少的排尿行为留出了空间？这显然与每个人对这一行为的认知有关。这可能会引起一些心理层面的活动，这一方面超出了本书涉及的范围，但仍应在此提及，因为这些心理活动产生的结果对排尿行为本身的影响也是很重要的，相反地，排尿行为也会影响内心和谐。

恰当而不过分地关注膀胱活动，这会有助于"尿急"的康复（然而需注意，如果这些练习并没有改善问题，则应咨询医生）。

9）"停止尿尿"

更专业的说法是：中断排尿。这是指根据主观需求在排尿过程中的某一确切时间点终止尿液排出。

你一定听说过这一练习，它目前流传甚广。然而我们必须对这项练习有正确的认识。

这一练习的益处在于：它能够帮助我们准确找到尿道收缩的感觉，且能够证实收缩的是不是尿道，因为如果收缩的不是尿道，尿液的排出是不会停止的！

然而应注意，如果这一练习的实践方法不当，可能会弊大于利。

◆ 这样做有可能导致排尿的欲望消失，因为膀胱内剩余的尿液不足以引起排尿欲望。因此，将这种做法作为习惯可能会使排尿反射失常且导致"膀胱不稳定"（第80页）。事实上，让排尿反射维持在良好状态是非常重要的。

◆ 另外，膀胱内还有一部分尿液未被排出。这可能会引起尿路感染。

这就是为什么"中断排尿"练习从不应被视为盆底的强化训练。

但是另一方面，它可以作为且仅仅作为一种测试来检测尿道括约肌的力量，特别是在日常生活中状态较差的时候（如患了流行性感冒之后，月经过后……）。这些仅仅作为例外情况，且每年不得超过 3 ～ 4 次。这种情况下，我们也应该在排尿开始时尝试中断排尿，接下来充分完成排尿行为。

我们可以按照下列标准评估尿道括约肌的力量。

◆ 括约肌力量强劲：可以做到排尿初始尿量大时突然中断。

◆ 括约肌力量适当：可以做到排尿过程中尿量适中时短时间中断。

◆ 括约肌力量薄弱：几乎无法中断排尿，即使当尿量较小时。

如果括约肌力量薄弱，那么这是一个信号，表明整个盆底部应该得到加强，我们可以通过本书中的练习（除了"中断排尿"）来进行强化。为了解决尿失禁问题，有时在专业人士（助产士或理疗师）的帮助下进行康复治疗是必要的。

针对子宫和阴道的实用练习

直接支撑子宫的不是肌肉而是阴道，且阴道牢固地附着在肛提肌上。因而接下来的练习主要与阴道有关。

1）感受阴道黏膜

阴道这一部位的感觉觉醒发生在多种不同且具有强烈反差的情形下。例如：

◆ 性交时；

◆ 子宫颈黏液流出时；

◆ 月经期间液体流出时；

◆ 月经期间使用卫生棉条时；

◆（更极端的情况）分娩时。

在所有这些情形下（可能除了分娩时），你都可能敏感地感受到阴道壁，明确阴道的位置。

2）了解阴道

想象阴道的大小（约10cm），自开口向内延伸，位于尿道和直肠之间。你同样可以想象它的倾斜度：当你笔直站立时，位于小骨盆内的阴道自后向前朝下方延伸。

3）了解子宫

通常情况下，子宫前倾，附在膀胱上。当膀胱被排空后，子宫自后向前、自下向上倾斜（倾斜方向与阴道相反且更接近水平状态）。

就像针对膀胱和尿道部分的练习一样，想象阴道和子宫在不同姿势下的位置以及倾斜度：俯卧、仰卧、侧卧……可以借助第38页的插图，旋转插图来使之符合你此刻的姿势。

4）唤醒阴道处盆底的肌肉组织

坐在一张椅子上，骨盆稍微前倾。首先进行第104～105页的练习，也就是抬升支撑3个开口的盆底肌。

你是否感觉到可以控制小骨盆内某个部位的收缩：

124

◆ 前部，收缩主要是为了支撑尿道；

◆ 后部，收缩是为了支撑肛门和直肠；

◆ 中部，收缩是为了支撑"以上两者之间"的部位并使之上升。刚开始练习时，这一部位对你而言不是非常明确。

之后，回忆一下小骨盆中阴道"中部"这一区域，阴道向上延伸的方向不是垂直的，而是倾斜的，而且肛提肌使阴道上移并使之倾斜程度更大：其下端的开口被牵拉向前。

5）唤醒阴道的肌肉组织

阴道是一条松软的通道，呈扁平状，但它具有两层肌肉组织，许多女性都不了解这一点。以下是针对阴道肌肉的练习。

a）纵向收缩

阴道是空心的圆柱体，在其纵行肌肌纤维的帮助下可以进行整个长度上的收缩。

◆ 你可以把你阴道的长度分为 3 等份：1/3 位于底部，1/3 位于中间，1/3 位于上端。

◆ 试着渐渐向上收缩，就像使阴道慢慢起皱一样，首先是接近开口的底部，然后收缩位于底部的整个 1/3 的阴道部分。维持几秒钟，然后完全放松。

◆ 之后，当你能够明显感知这一收缩并能够与盆底的收缩区分开后，可以试着收缩位于底部上方的 1/3 的阴道部分。将这部分的收缩维持几秒钟，然后再次充分放松，放松的时间应等同于收缩的时间。

◆ 最后，继续向上收缩，直至这一通道的顶端，即接近子宫颈的部位。试着去体验阴道收缩的感觉，这种感觉不同于阴道处盆底肌收缩的感觉，尽管盆底肌的收缩也会使阴道上移。需要牢记，每次收缩后都应充分放松。阴道与子宫相邻，因而阴道顶端的收缩可能会引起子宫的收缩（第 107 页）。

b）右侧收缩及左侧收缩

现在可以把阴道想象成两半，左右各一半，纵向收缩右半侧阴道内壁。尽量使阴道左侧不参与收缩。

刚开始练习时，你可能觉得这不可能实现或对此感到疑惑，这是很正常的。

当你做这一练习时可能也会收缩身体的其他部位（手部和面部肌肉），可能会屏住呼吸，这也是很正常的。这种现象被称为联带运动，在不断练习的同时你会渐渐摆脱这一现象。

注意同时体会阴道左右两侧的感觉：一侧收缩、变短，另一侧尽力保持其长度以及放松的状态。然后逐渐放松。

建议：最好第二天再进行另一侧的练习，以防止出现混淆。之后你便可以逐渐交替进行两侧的收缩，并同时保持规律呼吸：放松的时间应等同于收缩的时间。

这一练习有助于"通过反差"来增强阴道这一部位的感觉灵敏度。

c）收缩括约肌

阴道在环行肌肌纤维的帮助下也可以收缩其口径。环行肌分布在整个阴道上且有两层，阴道底端的环行肌肌纤维尤其厚并被称为外阴缩肌。

现在尝试闭合阴道最底端的开口，即闭合阴道的入口。尽管这一部位的括约肌力量没有尿道和肛门的括约肌力量大，但是你也是完全可以尝试实现这一行为的。之后完全放松。

◆ 如果你月经期间使用卫生棉条，很可能会自动做出这一行为，以便固定住卫生棉条，防止它滑动以及掉落。然而，这种情况下的弊端就是括约肌要长时间维持收缩且无法放松，尤其是有意识地这样做时。

◆ 之后你可以尝试收缩靠近阴道口的部分：收缩阴道整体位于下方 2/3 的部分。

◆ 最后，收缩阴道顶端 1/3 的部分，如同要闭合阴道在子宫颈的部分。

每一次的收缩都维持几秒钟，然后完全放松，放松时间应与收缩时间等同。

6) 针对子宫肌肉的建议

说到分娩以及分娩之前的妊娠期时，我们常会提到子宫收缩。子宫收缩不一定意味着痛苦（其他情况下也会发生子宫收缩），知道这一点是很重要的。

性高潮时子宫会发生收缩。孕妇可以感觉到子宫收缩发生于腹部皮肤之下，由腹肌隔离。

月经期间，子宫黏膜发展成熟后会脱落并被排出子宫外，子宫的一些肌纤维会发生轻度收缩。肌纤维收缩导致月经期间有时会产生疼痛的感觉。子宫收缩的同时伴随着血管扩张的现象，这种现象主要发生在下腹部并会引发"沉重"的下坠感，有时也会让人感觉痛苦。

月经期间，你可以尝试借助以下两种简单的方法来度过这些时刻并让身体的这一部位能够有效运转。

◆ 以舒适的姿势躺下来，一天内保持躺几小时，或至少躺 15 分钟。可以仰卧，也可以侧卧，如有需要可以找个东西垫在身下让骨盆稍稍后倾。这可以让用于维持姿势的肌肉放松下来。（如果你保持站立状态，这些肌肉为了维持姿势和保持骨骼的竖直会持续紧张，无法放松。）

◆ 多穿点衣服，让自己的身体感到"温暖"，尤其是腹部（最好是直接盖上毯子之类的东西）。这样可以让肌肉放松下来，因为身体不再需要产生能量来温暖自己了。

这些方法都可以促进血管舒张，因而有助于提高月经期间经血排出的效率。当你活动时血液流出量会更大，你可能会对此感到惊讶；然而，月经期间高强度的体育活动反而会大大减少月经时的血液流出量。

针对直肠和肛门的练习

对该区域的了解首先从对感觉的识别开始，因而需要先了解以下两方面：

◆ 区分肛门和直肠；

◆ 辨别直肠的不同时期。

1）排便反应：识别这一感觉

对于某些人来说，婴幼儿时期的如厕训练主要针对两种行为：一是操控性排便；二是用膈肌去"施加推力"排便（第63页吸气阻断下的推力）。

然而，这可能会干扰排便反射，或妨碍排便行为的正确实现。

排便反射起始于直肠内部被填满的感觉。这一感觉过于日常且经常发生，通常并不会引起注意。因而首先应辨认出"想要去上厕所"的感觉，尽管你无法即刻做到这一点。建议：为了识别出这种感觉，可以提前准备一下，也就是提前一天告诉自己，当身体产生这种感觉时，自己要关注到这一点。

当直肠内部被填满时，它是沉重的且被轻微地拉长了。这是可以被感受到的。当这一时刻来临时，你是否能够根据这种沉重的感觉来识别出直肠所处的位置？它是否位于小骨盆后部1/3处的区域内？

2）了解直肠

这一位置不是肛门（肛门所处的位置是更加浅层的，位于小骨盆的底端）。直肠位于肛门上方5cm处，长约10cm，宽约4cm。直肠的弯曲弧度与骶骨一致，都向前凹。

和针对尿道的练习一样，我们要先花必要的时间来识别直肠的感觉。这可能会耗费数天的时间，但在没有完全了解直肠位置之前，请不要进入下一步骤的练习。

通常会有两种可能性：

◆ 你可能抑制了这一需求，肛门括约肌收缩，想要排便的感受消失，排便被延迟；

◆ 你可能会去卫生间，那么请接着识别此刻另一种更加活跃的感觉——这种感觉就是：直肠通过收缩产生蠕动从而开始排便。这种感觉是排便反射的开端。

3）训练直肠的驱动力量

我们通常需要在肛门放松的同时学会让直肠完成排便的初始阶段的工作，自主排出粪便。这样做的前提是：你不会在排便初始阶段立刻通过膈肌来"施加推力"。尝试等待一段时间，并注意关注身体的感觉。

为什么？因为如果立刻施加推力，由于膈肌的推力非常强（其活动方式犹如沿垂直方向运动的活塞），这股推力会增加直肠底部的排便量。膨胀的直肠几乎"不参与"排便行为。直肠几乎不收缩，因为被其他部位的收缩所取代。长此以往，直肠就会变得松弛。

直肠底端排便量过大会产生很强的压力并会引起肛门括约肌的拉伸，这可能也会造成痛苦的感觉，甚至会增高患痔疮的风险。这也可能会导致直肠中积累过多粪便，形成**直肠性便秘**。

相反，当直肠收缩时，它会通过使粪便变细来排便，让通过肛门的粪便量更易承受。排便过程也因而变得更加容易，只需要肛门外括约肌的放松，而不是这一肌肉的扩张。

因而在施加推力之前先等待一段时间（约 20 或 40 秒），体验直肠正在收缩时的感觉。通过这样的简单练习，你将会逐渐发现越来越没有施加推力的必要，而只需在排便的最后一刻才利用推力：这是因为直肠的肌肉得到了强化，仅凭直肠就可以完成排便。

4）强化直肠肌肉

你同样可以通过接下来的练习来强化直肠的肌肉。这些练习是在排便以外的时间进行的。

a）纵向收缩

直肠的肌纤维可以通过收缩来缩短整个直肠的长度。想象着将沿着骶骨方向延伸的直肠分成 3 等份：底部、中间和上部。（每一部分都长约 3cm。）首先试着去收缩底端的肌纤维，也就是正位于肛门上方的肌纤维：就像你想要抑制排气或排便一样。这会使直肠壶腹上移，正如直肠壶腹收缩一样（这种感觉与肛提肌通过让肛门前移来使直肠上移的感觉不同，第 104 页）。将这一收缩维持几秒，然后完全放松。你是否感觉到重力拉伸这一部位并使之下沉？

同样，刚开始练习时，将直肠的收缩与周围部位的收缩混淆是完全正常的。随着练习的深入，收缩的部位会越来越精确。

之后尝试收缩直肠中间 1/3 的部分。直肠的这一部位离骶骨非常近，略高于尾骨。同样，保持收缩几秒钟。之后进行同样的放松，配合呼吸。

最后，收缩直肠顶端 1/3 的部分，这一部位处于骶骨中部高度。收缩后同样进行放松，配合呼吸。

b）环行肌肌纤维的收缩

现在你将不再尝试让直肠上移，而是在环行肌肌纤维的作用下让直肠的口径缩小，环行肌肌纤维所处的位置比纵行肌肌纤维所处的位置深。尽量收缩直肠的整个管状口径，并像之前的练习一样，收缩时以高度作为区分，划分为 3 个区域。每一次收缩后都应放松一段时间并配合呼吸。

在前几项练习中，直肠 3 部分中最应强化的是位于底部的 1/3。事实上，通常正是这一部位的直肠壶腹易松弛。你可以做接近阴道前部的纵向收缩或环行肌收缩练习，也可以做接近尾骨后部的纵向收缩或环行肌收缩练习。

当直肠底部发生松弛时，规律性地做这些练习是尤其有益的，且有助于缓解便秘（第82 页）、直肠膨出（第 83 页）、痔疮（第 84 页）[①]，尤其当身体同时存在这些问题时。此外，养成以下两种习惯有助于排便：

◆ 不再利用膈肌施加推力，或尽量等待，越晚越好；

◆ 使用蹲姿（第 68 ~ 70 页内其中一种蹲姿），维持几秒钟再坐上坐便器。这一姿势有助于让直肠自前向后发生轻微形变，因为尾骨距耻骨更远。然而注意前提是：尽量屈曲大腿且躯干尽量向前。

这也就是为什么出现了"蹲式大便器"，它可以使身体形成非常有助于排便的姿势。

如果你需要推迟上厕所，引起排便反射的感觉会消失。

令人不安的是，当这一情况一天内多次发生后就不会产生排便，你会需要借助推力进行操控性排便，甚至每天都会这样。这会干扰排便反射，长此以往可能会造成直肠肌无力。

这样就会造成恶性循环：排便反射被干扰遏制、采用操控性排便的办法、习惯性利用膈肌施加推力[②]帮助排便。

如果你无法改变这一情况，例如在特别繁忙的工作日，就要把握住可自由安排时间的

[①] 注意：然而这 3 种疾病的治疗属于医生的业务范畴。

[②] 吸气阻断下推力的弊端：吸气阻断下的推力（第 63 页）会对肛门带来过强的压力，同样也会对整个盆底产生很大压力，易引起脱垂（第 83 页），尤其是当推力力度很大且习惯性使用它时。

日子，并在这些日子进行所有这些练习。最好是在这些日子的前一天思考一下且提前规划好安排，以便能够识别身体的感觉、了解这些器官的活动。

5）针对肛门括约肌的练习

采取蹲姿、坐姿或仰卧姿势，膝盖靠近胸口：

a）剧烈收缩

尽量用力收缩肛门。

感受这一部位的收缩，而不是盆底肌的收缩（第 104 ~ 109 页的练习）。

盆底肌收缩时能让人感受到整个小骨盆内整体肌肉的收缩，而肛门括约肌所处区域很狭小，收缩时让人感觉一条小型管道正在就地收紧。

b）压缩高度

这一括约肌厚度及高度约为 2cm。你是否可以感受到它高度的压缩？保持几秒钟，然后完全放松并深呼吸，与所有肌肉训练的过程一样。重复这一练习 3 ~ 4 次。

c）强化练习

之后在腹部处于压力状态（第 66 页）时做这一练习。注意：在肌肉收缩后，要让肌肉尽可能地放松。

这一练习虽简单但却益处多多，尤其能够缓解便秘和痔疮的症状，因为这一练习促进了肛门区域的血管形成，而肛门区域在过强压力下经常处于收缩紧张状态。这一练习能够强化肛门区域，让它的抗压性更强，同时让它在需要放松的时刻能够更柔韧。

6）与排便行为和解

正如排尿一样，你可以观察一下你是怎样体验排便这一行为的？你是否留出了足够的时间去体验这一行为？你对身体的认知是否足以支持你好好体验这一行为？需要承认的是，童年时期根据需求"拉便便"，是为了让父母放心、为了卫生，但成年后，我们反而将脏的，甚至是不体面的东西称为"便便"，这便给这一行为赋予了与其本质毫不相关的意义。排便和排尿一样，都是将无法被身体吸收的东西排出体外，而不是将坏的东西排出体外。

降低小骨盆中的内脏压力

小骨盆中的内脏位于腹部的最底端，当人体呈直立状态（几乎整天如此）时，小骨盆中的内脏将长时间保持被压迫的状态。当腹压升高时，内脏被压迫得更严重（第66～67页）。

在第24～50页我们介绍了许多具有支撑功能的系统，原则上，这些系统可以承受这种压迫。然而，这些系统可能存在缺陷，而压迫的力度过大或持续时间过长时，这些系统也将无法承受这股力量。

因而，学会在必要的时候让盆腔内脏处于休息状态（例如仰卧）或处于减压状态是很重要的。

通过倾斜降压

如果仰卧时让骨盆高于胸腔，重力作用下盆腔内脏会被推向与平时相反的方向，也就是向躯干上部移动。盆腔内脏不再以盆底作为支撑。然而应注意，应躺在一个较大面积的斜面物体（例如将床脚垫高几厘米）上来使骨盆和腹部倾斜。

如果把一个软垫放在骨盆下是无法让骨盆倾斜的，也就无法实现最佳效果。

通过呼吸降压

舒适地仰卧在平地上或是软垫上。

屈曲髋关节、膝关节和踝关节，双脚平放。

双手在身体两侧打开并向上方移动，肘部置于与肩部同高的位置。

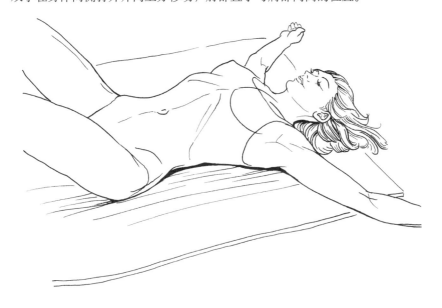

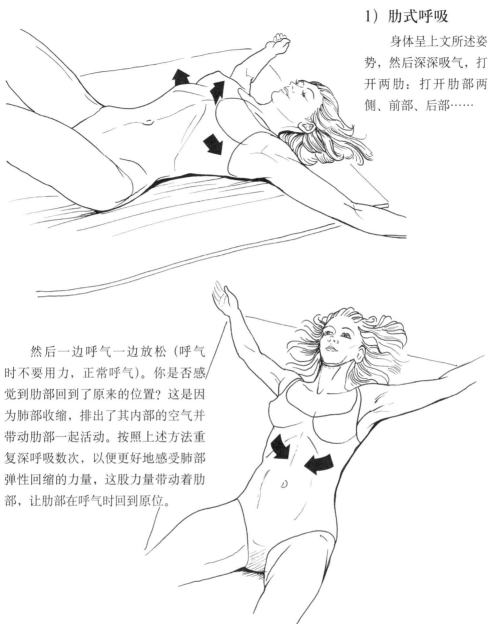

1）肋式呼吸

身体呈上文所述姿势，然后深深吸气，打开两肋：打开肋部两侧、前部、后部……

然后一边呼气一边放松（呼气时不要用力，正常呼气）。你是否感觉到肋部回到了原来的位置？这是因为肺部收缩，排出了其内部的空气并带动肋部一起活动。按照上述方法重复深呼吸数次，以便更好地感受肺部弹性回缩的力量，这股力量带动着肋部，让肋部在呼气时回到原位。

2）呼气时降低腹压

再次深深吸气并打开两肋。但在接下来的呼气过程中尝试继续保持两肋打开。这种做法与我们的日常习惯不符，且在刚开始时很难做到。呼气时发出"si si si……"和"shi shi shi……"的声音可以帮助你：请努力尝试让肋部处于稳定打开的状态并推动两肋进一步打开。不要惊讶，刚开始时，这一运动对你来说有点勉强；逐渐地，你将会自如地完成它。

你是否感觉到腹部像被"拉向胸腔"一样？这是因为肺部无法再牵动肋部，因而肺部上升时带动腹部整体向上移动。像这样让腹部向上移动，可以为盆腔内脏减压。

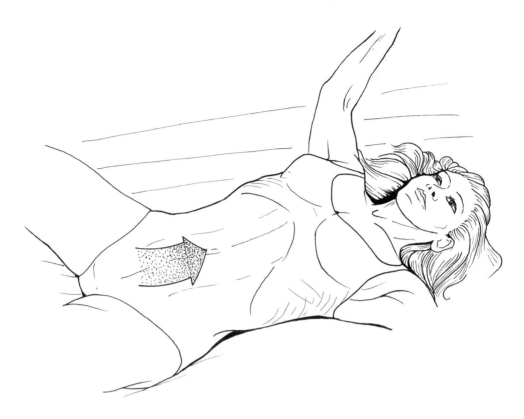

3） 引导降压

现在你需要根据自己的意愿引导腹部某一区域的降压：

右侧、左侧……但最重要的是对腹部按上下方向所划分区域的降压：上部（脐部以上），中部（脐部下方、骨盆以上），以及位于骨盆甚至小骨盆内的下部。

再次吸气并打开两肋。你是否能感受到腹部上方 1/3 的部分回缩（针对这一部位的运动难度最低）？

之后你是否能感受到脐部以下的整个区域同样也可以这样活动？

甚至，你现在是否感受到能让小骨盆中的内脏活动？小骨盆中的内脏缓慢地沿着一条中心线向上移动。

4） 消除联带运动

你可能已经注意到，当你通过以上练习来上移小骨盆中的内脏时，其他的一些肌肉也会参与运动。

这些肌肉分别为腹肌、肛提肌和臀大肌。

尽量识别出这些肌肉且必要时使这些肌肉放松，以便在这项练习中只保留肺部对小骨盆中内脏的牵引力。

5） 集中针对一个内脏降压

回忆一下小骨盆中有哪些内脏（第 34 ~ 48 页有详细介绍）。

现在通过吸气来抬升：

◆ 膀胱和尿道（注意不要收缩腹肌）；

◆ 子宫和阴道（注意放松肛提肌）；

◆ 直肠和肛门（注意放松臀大肌和肛门括约肌）。

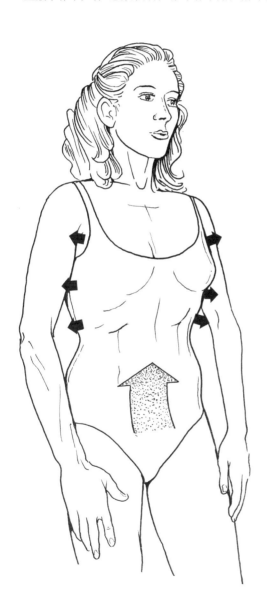

6） 变换姿势

当你完全熟悉上述所有练习后，可以采取其他姿势来完成相同的练习。

例如，身体保持直立或坐在一张椅子上。此时有什么变化呢？此时腿部（髋部）的姿势发生改变，重力作用下内脏被牵引向下，盆底肌更活跃地参与运动之中。

之后，你可以尝试采用蹲姿，此时小骨盆所受的压力更大，练习的难度也随之加大。

最后，了解如何在日常生活的不同场景下利用呼吸来为内脏降压是最有益的。

上述练习既有助于活动小骨盆中的内脏，同样也有助于对其降压。

一天内的任何时刻都可以"小幅度"地执行这些练习来活动小骨盆中的内脏，尤其当感受到小骨盆中的内脏下坠或在脏器脱垂初期，可以采用这样的方式（变换姿势）来提高运动强度。

将这些练习与骨盆内的骨骼活动结合起来是很有益的（第 86 ～ 93 页）。

产后恢复时期尤其应进行这样的练习。

然而，妊娠期间应尽量避免做这样的练习，因为可能会影响胎儿发育。

指导部分

分娩之前、分娩时、分娩后应怎样保护盆底呢?

应注意的事项、可以进行的练习、应避免做的事情，这些内容都会随着分娩相关时期的变化而变化，同样也会随着年龄的变化而变化。

因此，接下来的这一部分列出了与特定情形或年龄段相关的内容。针对每一种情况，都遵循同样的顺序提出相应的建议，并将重新提及本书前面的部分内容：与骨盆骨骼、盆底肌肉组织及小骨盆中内脏有关的章节。

注意：对于分娩之前、分娩时、分娩后这些时期，本部分将只提及与盆底有关的方面。当然，还有其他方面应当考虑，但这些内容不在本书的讨论范围之内。

针对青春期之后的指导

这段时期自青春期后开始，直至第一个妊娠期，如果你没有经历过妊娠期，那么直至绝经期。

通常来说，如果没有经历妊娠和分娩，盆底的状态从解剖学角度来说是没有经历过太多考验的。因而当你阅读这本书时，你可以把它当作一本指南，怀着一种探索的精神去了解身体的这一部位。当然，所有的实用练习同样适合你，留心第 86 页提及的一些注意事项。

如果你经常使你的盆底处于高压状态，那么情况是不一样的。第 66 页提到了这些情形。此处回忆一下其中 3 种令人意外且相对频繁出现的情形：

◆ 剧烈运动；

◆ 锻炼腹肌以追求"沙漏形体型"（第 59 页）；

◆ 经常性咳嗽（呼吸系统疾病）。

这些情况下需要更关注盆底的状况，并且可能需要预先进行身体意识方面的锻炼以及整个肌肉组织的强化锻炼。这是为了避免出现类似第 79 ~ 84 页提及的疾病，同样也是为了让盆底在妊娠期保持良好状态。因而你可以进行本书建议的实用练习，包括肌肉锻炼（第 100 ~ 109 页）以及腹肌和盆底之间的同步练习（第 110 ~ 112 页）。

针对妊娠期的指导

妊娠期间，你的身体会发生很大的变化，变化最明显的部位有：骨盆、腹部、肾。对于盆底这样小范围的身体部位，要将其运动融入整个身体的运动之中，这一点是很重要的。这包含：

◆ 思想层面上的，想象这一部位与整个身体之间的联系；

◆ 练习之间所进行的整个身体的活动（拉伸、呼吸等）；

◆ 让这些练习融入日常生活的场景之中。

关于骨盆骨骼

妊娠早期

骨盆有时"不太稳定"，它的 3 块大骨骼活动性过强（第 18 ~ 19 页）。这可能会引起以下关节疼痛：

◆ 耻骨联合；

◆ 骶髂关节（背部下端），甚至可能会引起坐骨神经（经过骶髂关节的前方）痛。这种情况下，为了保持骨盆的稳定性，应强化臀部肌肉的力量（第 114 ~ 115 页），直至妊娠 8 个月这一练习都有效。

妊娠中期以及妊娠晚期

◆ 逐步锻炼骨盆的运动性（第 88 ~ 93 页），让骨盆更加灵活并能够适应胎儿的通过。

◆ 同时锻炼骨盆和周围其他部位的运动性：前倾、后倾、弯曲、挺直（第 94 ~ 95 页）。

◆ 经常练习第 71 ~ 73 页介绍的姿势，并了解这些姿势会让骨盆产生哪些变化，知道哪些姿势最适合你，并使用不同物品来辅佐练习。分娩当天不应练习这些姿势（时机太晚），而应在分娩前练习。从另一方面来说，提前了解这些姿势，可以使你在分娩时刻来临时轻松自如地找到舒适的姿势。

你可以列出一张清单，上面是一些能够让你更加舒适的小物件，可以在分娩前准备好甚至随身携带。例如，你可能在产房里找不到帮助你蹲下的支撑物或垫脚物（第 70 页），因而如果你在分娩时想采用这一姿势，应提前准备好相关物品。

关于盆底肌

由于激素的改变，结缔组织整体的强度和韧性暂时会下降和变差，其中包括盆底肌的结缔组织。

另外，由于怀孕后子宫重量的增加，子宫紧压着小骨盆，孕妇会感觉盆底这一部位变得沉重且松弛。因而，应该规律性地锻炼这一部位的肌肉组织，交替进行第 100 ~ 109 页建议的所有练习。建议日常练习的频率为每天 5 ~ 7 分钟。

盆底肌锻炼的益处是：避免出现肌肉松弛，让肌肉维持良好状态。

这是肌肉组织正在为适应分娩当天出现的压迫和挛缩而做着最好准备。为此，请遵循在实用练习部分经常提到的规则：肌肉收缩后一定不要忘记让肌肉放松。

膈肌 / 腹肌 / 盆底

锻炼参与分娩活动的肌肉的协调性，可通过体验第 62 ~ 64 页描述的不同形式的推力，但适当体验即可，不应过多练习（见下文）。提前了解这些推力是非常有益的，这样当分娩时刻真正来临时，你能够近乎本能地找到正确发力的感觉。

自妊娠早期开始，就应该尝试搞清楚膈肌的推力是如何对小骨盆内产生压力的，且这股推力通向哪个开口。当你去卫生间排尿时，你可以短暂地通过"吸气阻断下的推力"来排出尿流，而无须刻意用力这样做，你可以引导推力通向膀胱而不是通向肛门。同样，当你去卫生间排便时，你可以引导一股力度较小却非常精确的推力通向直肠及肛门，而不会对膀胱造成影响。

（注意：这些有关推力的练习应该是短暂的，只是为了学习如何去引导这股推力。在日常生活中，排尿和排便时不应习惯性地利用膈肌的推力。）

注意，不需要引导推力通向子宫或阴道，只需想象一股推力通向"其他两个开口之间的地方"即可。分娩当天，无论是否存在推力（可能仅仅只存在于心理层面），阴道娩出都发生在这一部位。注意分辨此时的推力远远不是"为了排便所使出的推力"，后者会使胎儿紧紧压迫在盆底后部和会阴中心腱（第 32 页）处。这一简单的想象练习可能会让你避免承受会阴切开术，或避免让盆底后部变得过于松弛。

如果你需要硬膜外麻醉

当你进行以上的肌肉练习时，应尤其关注你体验到的感觉。你可以尝试为这些感觉命名，记住这些感觉，并利用这些感觉指导以后实际操作中的活动及感觉。

为什么要强调这一点？因为硬膜外麻醉会让疼痛的感觉消失，同时也使其他的感觉（比如，收缩感觉和拉伸感觉）弱化。之所以强调提前关注这些与分娩有关的感觉，是因为即使这些感觉被弱化了，你也能够在分娩时回忆起它们，并能够主动促进娩出过程的顺利进行。

关于小骨盆内脏

膀胱

妊娠 4 个月后，膀胱就会被子宫挤压，这会让你频繁地想去排尿。当回应身体的这些需求时，始终记住一条简单的规则：尽管排尿量很少也应排空膀胱，并且排尿的动作应通过膀胱的肌肉活动完成，尽可能在排尿时不使用推力。这样做的原因是为了维持身体的排尿反射（第 40 页）。

进行分娩前的身体练习时，应包含唤醒身体意识和强化尿道的练习。这是为了让这一较小的器官也能保持良好的肌肉组织状态。事实上，我们都知道尿道在胎儿下降（第 41 页）时会被剧烈拉伸，而这些练习可以尽量提高尿道的耐受力。

子宫

子宫会变得越来越大（第 47 页）。要知道妊娠期间，特别是最后几周内，你的身体姿势可能会决定胎位，而胎位会严重影响娩出时的痛苦程度，并会严重影响你盆底的状态（第 77 页）。

如果你在活动或休息时，经常仰卧或向后靠着（躺在沙发上休息，或靠在一张躺椅上打毛线或阅读……），腹中的胎儿可能会背部朝后，这可能会使胎儿面部朝前并在进入骨盆时也保持如此，胎先露部位必然是头部；但面部朝前，这种情况并不是最理想的，因为这使胎儿的面部朝向盆底，而面部比枕部要大，这或许需要让头部发生大幅度的转动来使枕部朝前。

最佳胎位是胎儿头先露且面部朝向骶骨。这样，头部便能以最小直径通过外阴，这对胎儿来说是通过外阴最简单的方式，同样对盆底的伤害也最小。某些体态会帮助胎儿呈现这种姿势，这就是让躯干竖直前倾的姿势。这样，胎儿便会像躺在一张吊床中一样垂下，背部靠着母亲的腹部。这种姿势下胎儿头部被引导着朝向骶骨。这是最佳的情况。

直肠

    小肠和大肠一样，随着胎儿的变大，会逐渐地被推向腹部两侧和后部。这通常会导致消化缓慢，甚至会发生便秘，这可能会影响直肠。因而重要的是，应规律性地进行有关直肠和肛门的练习，尤其是针对它们的强化练习（第 128 ～ 131 页）。

针对分娩的指导

以下内容应在分娩前阅读，例如妊娠期的最后几周。事实上，分娩当天不再是阅读这些内容的好时候！

放松盆底及增强盆底柔韧性

分娩的最后一个阶段——娩出（第 75 页有关分娩的介绍），会让盆底承担被损伤的风险，为此可以提前进行一些准备活动来避免伤害的发生，比如遵守一些注意事项或进行一些简单的活动。

通过按摩

娩出之前的几小时内，盆底还未被拉伸。对这一部位进行按摩来增强其柔韧性是很有帮助的。

怎样做？ 2 根或 3 根手指并拢，沿着坐骨耻骨支内部、大阴唇的外部以及外阴与肛门的四周慢慢按摩。

用手沿着肌肉线条的方向（第 26 页）或沿着任意方向轻轻地来回按摩，不断在会阴中心腱处相交。按摩时可搭配使用甜杏仁油或润肤霜。

注意：按摩时必须保持双手洁净。

通过沐浴

这一做法同样建议在娩出之前进行。进行一次温热的沐浴，甚或一次温热的坐浴，时间应控制在 15 分钟至半小时之内，这有助于增强肌肉组织的柔韧性，促进肌肉的放松，尤其是对于盆底来说。

通过温敷

将一条毛巾折叠起来，浸入温热的水中，拧干，然后放于盆底部位直至娩出。此时产生的能量和潮湿感与沐浴产生的效果一样，这种做法更加方便。

注意：由于一些卫生以及操作手法方面的原因，这些技巧可能会引发争议。因而在分娩之前和助产士或医疗团队商量一下是很有必要的，必要时做出调整。

吸气阻断下或呼气下的推力

之前在第 62 ~ 64 页我们已经提过，分娩时或伴随着吸气阻断下的推力，或伴随着呼气下的推力，后者主要是通过子宫收缩来发挥作用。

尽管这两种模式各有利弊，要记住呼气下的推力对盆底的损伤是最小的。

如果想要利用呼气下的推力，需要先发生娩出反射（第 61 页）。如果吸气阻断下的推力发生得过快，那么娩出反射是不会出现的。

引导推力的方向

许多女性认为胎儿通过骨盆的路径是一条直线，一条"自腹部至出口的、笔直的"直线。胎儿娩出的位置在盆底"中央"的这种观点，看起来似乎符合逻辑，因而听到别人说"像排便一样用力"时也不会感到惊讶。

关于这一部位的解剖学知识将纠正以上错误认识，并非常有助于保护自己的身体。花点时间重新温习一下关于骨盆的内容，了解骨盆口的形状（第 7 ~ 14 页），尤其是关于骨盆腔的内容（第 15 页），同样回顾一下介绍盆底及其浅层肌的内容（第 23 页和第 27 页）。

仔细观察，胎儿通过骨盆的路径是弯曲的。并且胎儿娩出的位置并不是位于盆底中央，而是位于盆底前部。更确切地来说，盆底前部的阴道出口不是紧挨着耻骨，而是"有点缩在"耻骨后面。这一细节让胎儿娩出时不会过于挤压后部（不让会阴中心腱过于紧张），且也不会过于挤压前部，这样保护了尿道，让尿道在分娩的最后阶段不会太"紧绷"。

因而，不应该：

◆ "直着"用力推；

◆ 像"排便"一样用力推；

◆ "向耻骨"用力推。

而是向阴道口的方向用力推。你觉得这样精确地用力几乎是不可能的，对吗？正因如此，你需要在妊娠期做这些练习，以感受如何精确地引导推力指向盆底的位置。

停止腹部用力

如果助产士要求你停止腹部用力，是因为她明白此时盆底扩张幅度很大，胎儿没有危险，可以放慢娩出的速度。这种情况下，即使你非常"想要"用力，也应停止，这是很重要的，可以避免损伤盆底。

针对分娩后的指导

我们将这段时期分成两个阶段。

◆ 前 8 ~ 12 天，盆底组织因为被剧烈拉伸过，此时处于愈合阶段，因此这段时间内要格外小心，不要让这一部位过于劳累。

◆ 之后的几个星期内，你可以逐渐强化盆底，让盆底慢慢恢复功能。

关于骨盆骨骼

◆ 分娩让骨盆骨骼之间发生了异常剧烈的运动，这些运动可能会引起错位，不利于盆底的稳定性。整骨疗法对于调整骨骼的位置是有用的。

◆ 数周（至少 6 周）之后再进行实用练习部分建议的针对骨盆的练习活动。

关于盆底肌

分娩（第 78 页）期间，盆底肌被剧烈拉伸，可能会出现松弛、脱离，甚至撕裂现象。因而让盆底肌恢复收缩的过程应该是循序渐进的，并且要保证在腹部没有受到压力的前提下进行。

你可以进行第 101 ~ 103 页以及第 104 页第 2 部分的练习，但运动强度越低越好，练习的目的只是为了慢慢激活这一部位的肌肉收缩。每天可进行数次练习，例如在每次亲自给孩子喂奶时或每次用奶瓶给孩子喂奶时进行。不要选择蹲姿等用于强化运动的姿势，而应选择仰卧的姿势。

产后一般会进行盆底的健康检查，必要的话应进行康复训练。

关于腹肌

我们在第 59 页已经提到，腹肌的活动会加大对盆底的压力。分娩后，内脏组织在逐渐回归原来的位置，肌肉也在逐渐恢复力量，整体的平衡状态还非常脆弱。这就是为什么尽管有些女性急切地想要恢复"平坦的腹部"，然而在分娩后的前 6 周内进行腹部强化练习是不可取的。6 周之后可以进行腹部运动，但需遵循实用练习部分建议的循序渐进的做法（第 111 页的第 2 部分以及第 3 部分）。也就是说，腹肌的强化运动总是从盆底的收缩开始，且在腹肌运动的整个过程中保持盆底的收缩。分娩后的运动康复训练中包含了对腹部的强化练习。

在日常生活方面，刚分娩完的产妇应避免任何会增加腹部压力的情形，尤其应避免提重物。然而，诸如长时间地抱婴儿、提摇篮、推童车、拎尿不湿等行为，在前几周内也应尽量避免（第66页）。因而，有必要在分娩前就为这段时间做好安排，以为分娩后的前2个月减少负担。

这段时期内适合做的是通过呼吸来为内脏减压的练习，每天做几次。

关于盆腔内脏

胎儿通过骨盆时会压迫膀胱，尤其会压迫尿道，使它们变得松弛。因而会出现以下几个问题。

◆ 刚分娩后，可能会缺乏想要排尿的感觉，膀胱会被充满并向上占据空间，这可能会阻碍子宫回位，应经常进行检查。

◆ 分娩后的前2个月无法抑制尿液排出的现象会经常发生。尿道可能已经变得松弛，膀胱下移：膀胱和尿道之间的压力作用发生反转，膀胱位于尿道应处于的狭窄区域。这种产后出现的尿失禁现象通常是暂时性的，如果前2个月内避免对盆底施加高压，盆腔内脏就会逐渐回归原位。

子宫在几小时内由于强烈的收缩体积会明显变小。然而，子宫圆韧带和子宫骶韧带（第45页）被拉伸过，因而子宫可能会发生错位，尤其会发生后倾。产后初期俯卧一段时间可以帮助子宫回归原来的位置（重力作用下会使子宫向前摆动），过段时间后也可以进行四肢着地的练习（例如第94～95页的练习），其效果也是一样的。在这些姿势下，你可以收缩盆底。有两个注意事项：当你俯卧时，不要趴在一张过于柔软的床上，这会使躯干弯曲；当你感觉腹部肌肉因被拉伸而负担过重时，不要再长时间保持这一姿势。

分娩同样也会使直肠变得松弛。因此，分娩后应尽量避免发生便秘，尤其注意排便时避免膈肌用力，因为这样容易导致盆腔内脏的脱垂。

如果你经历了会阴切开术或者会阴发生了撕裂，即使是轻微撕裂，也需要保护伤口和注意卫生。

◆ 注意保护伤口，避免感染：排尿时，尽量让骨盆前倾，尾骨朝后，以防止尿液流向阴道区域；排便后，擦拭肛门时应从前向后，而不是反方向擦拭，以防止粪便中的细菌接触阴道。

◆ 每次排尿和（或）排便后最好拿一个喷雾罐，装满矿泉水，然后对会阴部位进行清洗。

◆ 仔细照料会阴切开术的伤口，以便盆底肌能够再次收缩。事实上应该等到伤口完全愈合，才能活动盆底。

针对绝经期的指导

大约 50 岁的时候，女性进入绝经期，激素的改变将再次改变盆底的状态。

此时发生改变的主要是盆底的肌肉系统，盆底肌的力量被削弱且易松弛。这导致了许多女性所提到的以下症状：腹部以及外阴感觉沉重，会产生来月经之前的收缩的感觉。当盆底受到高压时（第 66 页）、劳累时、长时间站立及进行体力活动时，这些感觉会频繁出现。

通常正是在这一时期，那些在疾病部分（第 79 ~ 84 页）提到的问题开始显现出来：尿失禁、内脏脱垂。事实上，这些问题通常来源于之前盆底损伤的病变，这些损伤产生于分娩过程中，且长时间没有得到关注，直至这一时期盆底肌的力量被削弱，问题得以显现。盆底肌肉组织的紧张度以及强度的降低打破了盆底的平衡。

如果你分娩后受到了压力性尿失禁的困扰，那么很明显，你很可能在绝经期会面临这种盆底平衡被打破的风险。

针对这一时期的指导如下。

◆ 提前做好准备，从大约 45 岁开始，定期进行本书中建议的有关身体意识及肌肉的强化练习，并养成一种习惯。这主要是为了了解这一区域、唤醒该区域的感觉、及时观察疲劳或功能弱化的迹象；同时也是为了保持肌肉的力量和营养。

避免可能引起内脏脱垂的情形，尤其应避免排便时膈肌施加推力（尽可能完全避免便秘的发生，如有需要的话可以借助医学治疗），甚至在排尿时也是如此。

◆ 当绝经期正式来临时，尤其需要进行肌肉的强化练习（第 101 ~ 109 页）：加大练习的频率，至少每周 2 次，每次 10 分钟，根据盆底状态可以适当增加练习次数和延长练习时间；将练习融入日常生活的所有场景中。

在这一阶段进行练习时，更应该注意：在肌肉收缩后，让肌肉放松同等的时间，并进行深呼吸。氧合作用能够有效改善肌肉组织的状态。